ちくま新書

大人のADHD

——もっとも身

岩波 明
Iwanami Akira

1134

大人のＡＤＨＤ――もっとも身近な発達障害【目次】

はじめに　007
ＡＤＨＤはこんな症状／成人で急増中／注意の配分が苦手／不思議な「疾患」／本書の構成

第1章　ＡＤＨＤとは何か　015
発達障害への注目／職場における発達障害／最初の報告／スティル病とＭＢＤ／ＡＤＨＤの登場／ＩＣＤ／ＡＤＨＤの原因と有病率

第2章　症状　035
注意の障害とは？／鉄道ファンの青年／成人の約３～４％がＡＤＨＤ／経過と予後／小児における症状／成人における症状／30代の会社員

第3章　社会生活　065
ＡＤＨＤの社会人／成績優秀だった会社員／生活上の問題／40代の公務員／専門学校の事務職員

／就職後の経過／「仕事が遅々として進まない」／上司が交代／発達障害専門外来へ／二つの大きな転機

第4章 ADHDと他の精神疾患 087

他の精神疾患との併存／うつ病／躁うつ病／精神科病院から紹介された女性／さまざまな診断名／ADHDの発見／統合失調症とADHD／診断が難しい症例／境界例とは？／ADHDと境界例／工場勤務の青年／症状の経過

第5章 ADHDとASD 119

ASDとは？／ASDの診断基準／ADHDとASDの併存／引きこもりの青年／人気者のASD患者／うつ病として紹介されてきた女性／営業職の男性／ADHDとASDの区別

第6章 診断 145

国際的な診断基準／診断のために必要な情報／成人における症状／生活上の特徴／ハロルドの症例／ADHDの評価尺度

第7章 治療 171
治療の概要／疾患の理解が重要／心理教育／薬物療法／30代の主婦／営業職の男性／認知症ではないかと受診したケース／不登校の女子高生／心理社会的治療／認知行動療法／コーチング／グループ療法／グループ療法の有益さ／ＡＤＨＤに対応できる治療施設を

第8章 衝動性・攻撃性 209
精神疾患と衝動性・攻撃性／元信用金庫の職員／精神科病棟で／治療経過／大学は出たけれど／トラブルばかりの卒業後／正しい診断で改善

おわりに 230

参考文献 237

はじめに

†ADHDはこんな症状

最近まで、発達障害といえば小児科の病気であり、医療の対象というよりも、どちらかと言えば、福祉や教育の対象とみなされていたと思う。ところがこの数年あまり、「発達障害」という用語は、非常にポピュラーなものとなった。特に最近は、成人期の発達障害に関する記事が、ジャーナリズムに取り上げられることも多くなり、発達障害の専門外来への受診者も急増している。

成人の発達障害の中で、もっとも注目を浴びたのはアスペルガー症候群である。だが最近になって、ADHDのほうがはるかに患者数が多く、臨床面でも社会的にも重要な疾患であることが明らかになってきた。

外来を受診した患者さんに聞いてみると、インターネットや書籍による知識に基づいて、本人自身が自らをＡＤＨＤなどの発達障害ではないかと疑って受診するケースが多い。その一方、家族や会社の同僚、上司あるいは会社の産業医などから発達障害を疑われて、受診をすすめられた例も少なくない。このような人が、実はＡＤＨＤであると判明することがよくある。

ＡＤＨＤ（Attention Deficit Hyperactivity disorder）は、日本語にすると、「注意欠如多動性障害」である。この病名のとおりＡＤＨＤは、注意の障害（不注意）と多動傾向を主な症状としている。では、大人のＡＤＨＤにおいて、よくみられる症状はどんなものか。

まず、不注意の症状には、次のようなものがある。

○注意、集中ができず、ケアレスミスが多い
○物をなくしたり、置き忘れたりする
○片付けが苦手
○段取りが下手で、先延ばしする
○約束を守れない

また、多動、衝動性の症状には、次のようなものがある。

○落ち着きがない、そわそわする
○一方的なおしゃべりや不用意な発言
○感情が高ぶりやすく、いらいらしやすい
○衝動買い、金銭管理が苦手

✝成人で急増中

これまで児童期の「病気」とみなされていたADHDが、成人でも数多いことが認識されたのは、この10年あまりのことである。実のところ、わが国においては、成人においても多数のADHDがみられるという事実は、今でも十分に浸透していない。これまでADHDは、大人になると多くのケースでは改善するとみなされていた。けれどもこのような考え方は、必ずしも正しくないことが次第に明らかになっている。

小児におけるADHDは、思春期以降に改善するケースもみられるが、かなりの割合で成人になってからも、何らかの症状が持続して生活上の問題が生じていることが多い。比較的軽症のケースにおいては、学生時代までの不適応はみられないものの、就労してから問題が顕在化する例が少なくないし、実際、成人になって精神科を受診する場合は、職場での不適応がきっかけであることが多い。

このようなＡＤＨＤの人たちの実生活におけるパフォーマンスの悪さやケアレスミスの多さは、周囲からは本人の問題として否定的に評価され、「真面目に取り組んでいない」「仕事にやる気がない」、あるいは「能力不足」とみなされることが多かった。このため、本人も、自己否定的になりやすい。

さらに、周囲からのストレスが続くことによって、うつ病になったり、パニック発作などの不安障害の症状を併発したりする人も数多い。残念ながら、これまで、成人期のＡＤＨＤはなかなか正しく診断されていなかった。専門であるはずの精神科医においても、ＡＤＨＤに対する正しい知識が十分ではないことが多い。現状において、誤診されるケースや「よくわからない」と言われて診療を断られるケースが後を断たない。

本書は、このような「大人のＡＤＨＤ」について臨床的な側面を解説したものであり、実践的な内容となっている。本文中では、できるだけ実際の症例を取り上げて解説を行い、

ＡＤＨＤの当事者や家族の人にとって役に立つものとなるように工夫した。

†注意の配分が苦手

ＡＤＨＤでは、病名とは矛盾するが、「注意力」が「欠如」しているわけではない。一時的には「過剰」に注意集中することもみられる。しかし、通常ＡＤＨＤの人たちは、集中力を持続することが苦手で、ケアレスミスやものを置き忘れることも多い。

彼らの現実の生活の中で、もっとも問題となる点は、注意の配分が不得手であることである。たとえば、会話をしている状況を考えてみよう。

この場合、目の前の相手に対して大部分の注意を向けているのであるが、一方で、多くの人は、自然に周囲の他の人物や事物にも、一定の注意を払っている。したがって、ふいに予想外の出来事が起きても、ある程度の対応は可能となる。

これに対してＡＤＨＤの人の場合は、目の前の相手に「集中」してしまうため、あるいは頭の中で別のことを思い浮かべやすいため、予想外のアクシデントが生じると、混乱しやすい傾向を持つ。それまで話していたことが頭の中から飛んでしまい、動揺してパニック状態になることも起きやすい。ＡＤＨＤの人にとっては、さまざまな意見が飛び交うディスカッションの場面などは、不得手な状況なのである。

一方で、周囲の状況によっては、彼らはかなりの能力を発揮することもできる。実際、私自身ワンマンプレーに徹することができる職場環境において、目覚しい成果をあげているADHDの人を何人か知っている。この場合、過剰に集中する傾向がプラスの面として現れるのである。

†不思議な「疾患」

ADHDは、以前は、「注意欠陥多動性障害」と呼ばれていた。ところが、昨今の病気の呼称変更の流れの中で、「欠陥」という用語を使用するのは適切でないとされ、「欠如」という言葉が用いられるようになった。これは、比較的最近のことで、成書においても、いまだに「欠陥」と記載している場合も多い。

けれども考えようによっては、「欠如」のほうがよりシビアな内容を示している。「欠陥」であれば、「完全ではないが、一部の機能は残っている」ことを意味しているが、「欠如」と言ってしまえば、「まったくない」ことになるからだ。前述したように、ADHDにおいて注意の障害は主要な症状であるが、「欠如」しているわけではない。

ＡＤＨＤは不思議な「疾患」である。あるいは、疾患というのも、適切でないかもしれない。むしろ、その人の「特質」や「性質」と言ったほうがよい部分もみられる。診断基準に基づくＡＤＨＤの有病率はかなりの高率であるが、実は、医療を必要としない人も多い。この点については、従来の「精神疾患」とかなり異なっている。

さらに言えば、ＡＤＨＤの人たちは、ときに「魅力的」に見えることも多い。こういう表現を使用すると、現実の生活の中で苦労されている当事者からは、不謹慎であるとお叱りをいただくかもしれない。

けれども、リアルな世界において、ＡＤＨＤは、発達障害に分類される「疾患」という枠組みを超えた重要な役割を担っている。どういうことかと言えば、困難な現実世界の局面において、沈滞した閉塞状況を打ち破るのは、ＡＤＨＤの気質を備えた人たちであるからだ。彼らは周囲の思惑を気にしないで、ためらわずに決断し突進を繰り返すのであるが、その過剰な試みは、失敗に終わることもある一方で、新しい活路を切り開く契機になる。

本書の構成

本書は大人のＡＤＨＤについて、その全体像を述べた一冊である。本書においては、まず初めに、ＡＤＨＤの歴史を回顧し、その概念の移り変わりについて概観した。さらに、成人のＡＤＨＤにおける症状について述べるとともに、ＡＤＨＤにはさまざまな精神疾患が併存しやすいため、実際のケースについて報告した。特に、ＡＤＨＤとＡＳＤ（自閉症スペクトラム障害）の関係についてはわかりにくい場合が多いため、一章をもうけて述べている。治療に関しては、従来からの薬物療法とその他の心理社会的治療について、具体的な内容を記載した。さらに実生活の上で重大な問題となることの多い、衝動性と攻撃性について一章をもうけた。

ＡＤＨＤの患者数は予想以上に多く、日本には３００万人以上の患者がいると推定されている。もちろん全員に治療が必要というわけではないが、自らのＡＤＨＤの特徴をよく理解しないまま、日々の生活に苦しんでいる人も少なくない。この一冊が、そのようなＡＤＨＤの人や周囲の家族の助けになることを願ってやまない。

本書では、多くの症例を掲載しているが、プライバシーの保護のために、個人の特定ができないように内容が一部改変されていることをお断りしておく。また、この本は多くのＡＤＨＤの人との対話の中から生まれたものであり、彼らに対してここに感謝の気持ちを捧げたい。

第1章

ADHDとは何か

†発達障害への注目

ＡＤＨＤなどの発達障害が社会的にも、医療的にも注目されるようになったのは、実はごく最近のことである。そもそも、発達障害という言葉から思い浮かべられたのは、知的障害や脳性麻痺の子供たちであり、医療というよりも福祉や介護の対象としてみなされることが多かった。また、病院などの医療施設においては、主として小児科が対応してきた分野であった。

この本のテーマであるＡＤＨＤについても同様である。以前から学校生活において小児期の「多動」や「衝動性」が問題とされることはあったが、現在のように、「不注意」や「集中力障害」が主な症状である「不注意優勢型」のＡＤＨＤが注目されることはほとんどなかった。

というのは、このようなタイプの発達障害は、重大な問題行動を起こすことがないからである。さらに、児童期において多動を示すケースも、成人になれば自然に改善するものとみなされており、成人になってもＡＤＨＤの症状が問題になるものはごく一部であると考えられていた。

1985年、カントウェルは小児のADHDの予後について、専門誌において次のように述べている。「小児期のADHDの約30%は、青年期になるとADHDの症状はみられず、生活上まったく支障はない。一方で、生活の妨げになるような症状がある程度持続しているのが約40%、症状の持続に加えて別の精神疾患が併存しているものが約30%にみられる」。最近の臨床的な知見によれば、成人期になっても症状が持続しているケースはさらに多いと考えられている。

発達障害に対する考え方が大きく変化したのは、1990年代から今世紀初頭にかけてのことである。ジャーナリズムによって、発達障害はある種の「流行」となり、多くの場面でトピックスとして取り上げられることが多くなった。これには、さまざまな要因が複雑に関連している。

まず、公教育における問題があげられる。小中学校において、不登校やいじめの問題が社会的に無視できないほど顕在化してきたのは、1980年代ごろからである。さらに同時期に、学校が「荒れ」て、学級崩壊などの重大な事態が出現した。このような学校における問題の原因として、発達障害が顕在化してきた。つまり子供たちの示す多動、不登校、引きこもりなどの問題行動は、しばしば発達障害の症状と関連することが明らかになってきたのである。

文部科学省は、以前より、知的障害および身体的障害を持つ児童を対象として、「特殊教育」を行ってきたが、2001年にこれを「特別支援教育」と名称を変更し、さらに2006年の学校教育法の改正によって、従来の障害に加えて、知的障害のない発達障害も、特別支援教育の対象に含めることにした。

このような流れの中で、平成24年には、文部科学省（初等中等教育局特別支援教育課）は、通常の学級に在籍しているが、特別支援教育を必要とする児童生徒に関する全国調査を行った。調査対象は、全国の児童生徒5万3882人（小学生3万5892人、中学生1万7990人）である。

この研究の結果を図表1－1に示した。「学習面又は行動面で著しい困難を示す」児童生徒は全体の6・5％、「「不注意」又は「多動性－衝動性」を著しく示す」者が3・1％、「「対人関係やこだわり等」の問題を著しく示す」者が1・1％みられた（この数字は、平成14年の同様の調査と比べて若干であるが増加している）。

この結果は、小中学校においては、ADHDの症状を示すものが約3％、ASDの症状

図表1-1　通常の学級に在籍する（発達障害の可能性のある）特別な教育的支援を必要とする児童生徒に関する調査

標本児童生徒数
53,882人（小学校：35,892人、中学校：17,990人）
回収率は97.0％

	推定値（95％信頼区間）	
	平成24年度	平成14年度
学習面又は行動面で著しい困難を示す	6.5％	6.3％
行動面で著しい困難を示す	3.6％	2.9％
「不注意」又は「多動性－衝動性」を著しく示す	3.1％	2.5％
「対人関係やこだわり等」の問題を著しく示す	1.1％	0.8％

出典：スウェーデンの研究者によって作成された、高機能自閉症に関するスクリーニング質問紙（ASSQ）を参考に作成。

を示すものが1％程度みられることを示している。行政機関としても積極的な対応が必要な状況であることは明らかであるが、現状での対応は不十分である。

†職場における発達障害

一方、仕事の現場において、発達障害が問題とされるようになってきたのは、1990年代の後半からである。このことは、長く続いた不況とグローバル化の進展によって、企業経営の厳しさが増し、従業員に対する要求が過大になってきたのが一因であると思われる。つまり、企業経営に余裕がなくなったために、従業員の多少の「ずれ」も重大な問題として認識されるようになったものと考えられる。

2000年代になると、職場における発達障害についての記事が、新聞や雑誌に多数掲載されるようになった。次にその一部を示す。

「就労困難で相談増加　発達障害、社会の理解を」

大人の発達障害者が就労の困難に直面している。診断を受けないまま社会に出て、職場に適応できなかったり、就職できなかったりする例も多い。周囲の配慮があれば能力を発揮できる人も多く、社会全体で理解を深める必要がある。（中略）

大阪府で発達障害者の当事者会を主宰する石橋尋志さん（33）は、会社での営業成績はトップクラスだった。しかし、書類を書き間違えたり顧客との約束を忘れたりするミスで「社会人としての自覚がない」と叱責され続けた。26歳でADHDの診断を受け、「駄目な人間だと思い込んでいたが、疑問が解けた」と振り返る。

（読売新聞　2012年11月8日）

「つまずくエリート　東大生が悩む発達障害」

難関をくぐり抜けてきたエリートと思われる東大生。友達づきあいや集団生活が苦手でも、高校までは優等生としてのプライドで乗り切ることができた。しかし、大学進学後や就職後に人間関係で苦しむ人がいる。研究室や職場で空気が読めず浮いてしまう。他人の意見が受け入れられず、教授や上司との関係をこじらせる。万能と思われる彼らの多くがなぜこのようにつまずくのか。彼らを悩ますアスペルガー症候群とは？

（『AERA』2012年6月4日号）

職場における精神疾患の問題としてもっとも重要であるのは、うつ病を中心とした気分障害であるが、最近になってこのようにADHDやアスペルガー症候群など発達障害の事例が増加している。彼らの多くは標準以上の知能を持っており、ある程度の仕事はこなせる場合が多いが、もって生まれた特徴（症状）のため十分に適応ができずに、周囲の理解がないと業務を続けていくことがしばしば困難となる。

成人のADHDにおいても、小児期と同様に、症状の中心は、「不注意」と「多動・衝動性」である。けれども、小児の場合とは異なり、職場などにおける社会生活上の不適応として症状が出現することが多い。

米国の診断基準であるDSM-5（精神疾患の診断・統計マニュアル第5版）によれば、成人における不注意の症状として、「精神的な忍耐を要する課題（報告書の作成、書類に漏れなく記入する、長い文書の見直し、など）を避ける」「外からの刺激（無関係な思考を含む）で容易に注意がそれる」「日々の活動（電話の折り返し、伝票の支払い、会議の約束など）を忘れる」などがとりあげられている。

また、多動・衝動性に関するものとして、「職場などで、すぐに自分の場所を離れる」「レストランや会議に長時間とどまることができない」「他人のやっていることに口出しをしたり、横取りする」などの点があげられている。このようなADHDの特徴が職場への適応をはばんでいるのである。その一方、このような特徴を持つ人は、われわれの周囲にもいるように思える。

この章においては、このように身近なADHDという現象がどのように考えられてきたか、これまでの歴史的な経緯を振り返り、また原因などについても考えてみたい。

†最初の報告

ＡＤＨＤに関する医学的な報告は、18世紀までさかのぼることができる。１７９８年、スコットランドの内科医であるアレクサンダー・クライトン（Alexander Crichton １７６３〜１８５６）は、『精神疾患の性質と原因に関する研究（An inquiry into the nature and origin of mental derangement）』という著作において、今日の「不注意優勢型ＡＤＨＤ」について報告した。

クライトンは、この疾患は生まれながらのこともあれば、神経障害など他の疾患に伴って出現することもあること、生活上のさまざまな領域において障害をもたらすが年齢とともに改善していくことを指摘している。これは、今日のＡＤＨＤの概念とほぼ一致している。ただし、クライトンは、「多動」の症状については記載していない。

クライトンはスコットランド出身で、オランダのライデン大学で医学を学んだ。一時彼は、ロシア皇帝アレクサンドル一世の侍医を勤めていたことでも知られている。

１８４５年、ドイツの精神科医であったハインリッヒ・ホフマン（Heinrich Hoffmann １８０９〜１８９４）は、自分の息子のために、『そわそわフィリップ』（Fidgety Phil）という童話を執筆した。これは、小児期のＡＤＨＤの特徴をよく表したものとなっている。次に示すのは、その一部である。

でも　フィリップは　パパのいう
ことなど　ちっとも　きいちゃいない
やがて　もぞもぞ　しはじめて
それから　いすを　がたがたいわせ
それから　あしを　ばたばたさせて
もじもじ　ごそごそ　おちつかず
まえや　うしろに　いすを　ゆらす

（『じたばたフィリップのおはなし』佐々木田鶴子訳、ほるぷ出版）

ホフマンの絵本には、多動症状の目立つ「そわそわフィリップ」以外にも、不注意優勢型と考えられるADHD（「ぼんやりハンス」）や、行為障害（「わるぼうずフリードリッヒ」）など、さまざまな児童期の精神症状についての記載がみられる点は興味深い。この絵本は1846年に出版されたが、大きな反響を呼んで、ドイツでは、現在でも広く知られているものとなった。日本においても、いくつかの出版社から翻訳が刊行されている。

ホフマンはドイツのフランクフルト生まれで、ハイデルベルク大学などで医学を学び、一時内科医として開業していたが、後にフランクフルト精神病院に勤務し、さらに自ら先駆的な精神病院を設立して、その院長となった人である。ホフマンは、精神疾患の開放治療の先駆者としても知られている。

†スティル病とMBD

1902年、英国の小児科医であるジョージ・F・スティル（George F Still）は、今日のADHDと考えられる小児期の特徴的な行動上の問題について報告を行った。スティルは、その原因は道徳的な抑制の欠如にあるとし、症状の特徴として、しばしば攻撃的となること、規則に反抗して感情的になりやすいことに加えて、落ち着きのなさ、注意の維持に問題があると述べている。これが、現在のADHDに相当する最初のアカデミックな研究報告であった。

スティル自身は、この疾患を「脳損傷症候群」と名づけたが、やがて「スティル病」と呼ばれるようになった。スティル病の特徴として、前にあげたもの以外に、男性に多く、小奇形やチック、非行や虐待行為、衝動行為などを伴うことが多いこと、脳炎や脳腫瘍の罹患歴《りかんれき》がみられることなどが報告されている。

１９１７年から１９１８年にかけて、米国においてエコノモ脳炎が大流行した。その後、脳炎の後遺症がしばしばスティル病と類似の症状を呈することが報告された。このため、スティル病など今日のＡＤＨＤ症状の基盤には、何らかの脳機能障害が存在することが想定されるようになった。つまり脳炎後遺症などによる脳損傷が、行動の抑制障害に加えて、過活動や不注意をもたらしていると考えられたのである。

１９３７年、ＡＤＨＤの歴史において重要な出来事があった。米国のロードアイランド州にあるエマ・ペンドルトン・ブラッドリー病院においてのことである（この病院は、ある資産家が設立した小児精神疾患の専門病院である。彼は自らの娘が脳炎後に多動などの行動障害を示したことにより、私財を投じて設立したのであった〔図表１－２〕）。

この病院では、多動などの行動障害を示す小児に対する治療法について研究が行われていたが、この年、このような小児の症状に精神刺激薬であるベンゼドリンが有効であることが明らかにされたのである。

１９４０年代になり、現在のＡＤＨＤに対して、微細脳機能障害（Minimal Brain dysfunction：MBD）という用語が用いられるようになった。これは、ＡＤＨＤに相当する症

図表1－2　エマ・ペンドルトン・ブラッドリー病院

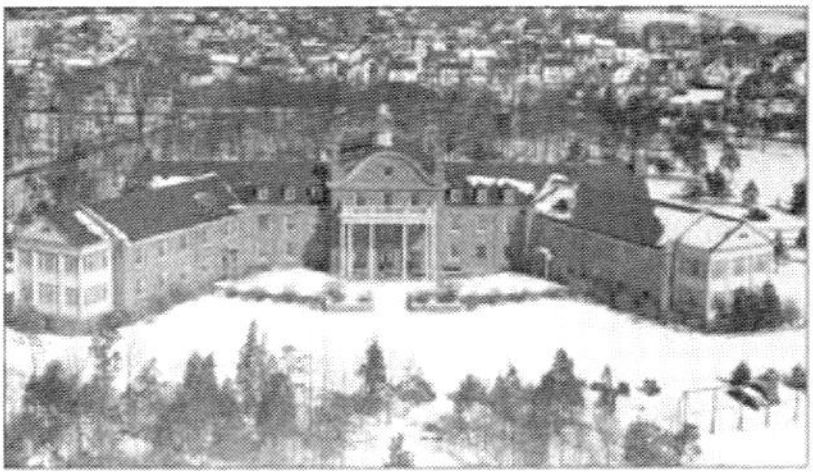

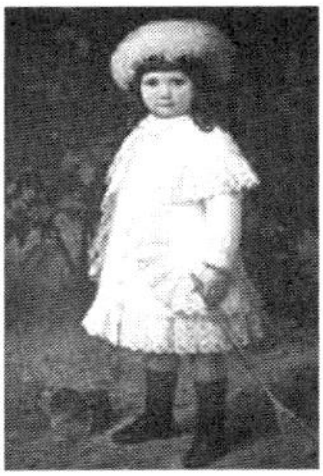

米国初の小児精神科病院として、1931年に開設。病院の名称は、開設者であるジョージ・ブラッドリーが、7歳で脳炎に罹患しさまざまな後遺症を患った娘の名前にちなんで命名した。

出典：Bradley hospital（http://www.bradleyhospital.org/）

例においては、明らかな脳損傷の所見がない症例でも、多彩な行動の異常や学習障害を呈することから、微細な脳損傷や中枢神経系の未熟さが原因として想定されるようになったためである。この当時は、診断名として、他に、微細脳損傷、多動症候群などの病名も使用されている。

ＭＢＤの症状としては、多動、不注意、衝動性、協調運動の障害といった特徴に加えて、読み書き、計算などの学習の障害、神経学的徴候や脳波異常を伴うことが多いとされている。

しかし、ＭＢＤに関しては当初から、中枢神経系が損傷されている明らかな所見がないにもかかわらず脳障害の概念を用いることへの批判があった。さらにその後の研究においても、ほとんどの症例で、明確な脳障害は見出せなかった。この結果、ＭＢＤという概念は次第に用いられることはなくなり、公式の診断基準においては、臨床症状の特徴から次に述べるような診断名が用いられるように変更された。

このような診断基準における病名の変遷は煩雑であり本質的な内容ではないと思われるので、読み飛ばしていただいても構わない。

†ADHDの登場

１９６３年、米国議会において、「発達障害の支援および権利保護法」が成立し、国家予算によってＡＤＨＤなどの発達障害を保護する公的制度が、整備されるようになった。これは、日本の発達障害支援法に、40年も先行している。

１９６８年に出版された米国精神医学会の診断基準であるＤＳＭ-Ⅱ（精神疾患の診断・統計マニュアル第2版）においては、ＭＢＤにあたる疾患は、「小児、思春期の行動障害」というカテゴリーの中の「小児、思春期の多動性反応：hyperkinetic reaction of childhood」という診断名に相当している。

ＤＳＭという診断基準は、ＷＨＯ（世界保健機関）が作成している診断基準であるＩＣＤ（「国際疾病分類」）とともに、世界的に使用されている診断基準で、現在第5版（ＤＳ

M-5）まで刊行されている。

その後、多動の症状は、注意障害と衝動性のコントロール障害による二次的なものであるとの考え方が一般的になった。1980年に刊行されたDSM-Ⅲでは「注意欠陥障害：Attention Deficit disorder（ADD）」として全体が定義されるようになり、「多動を伴う注意欠陥障害」「多動を伴わない注意欠陥障害」「成人の残遺型注意欠陥障害」の3つのサブグループが設定された。ここで初めて、成人においてもADHDの症状がみられることが示されている。さらにこの診断基準は、多動を伴わないケースを認めた点においても画期的であった。

1987年に刊行された、DSM-Ⅲの改訂版であるDSM-Ⅲ-Rにおいては、「注意欠陥多動性障害：Attention Deficit Hyperactivity disorder（ADHD）」という病名が採用され、不注意、衝動性、多動の3つを区別しない症状リストから少なくとも8項目を満たせば診断できるように変更となっている。

1994年のDSM-Ⅳにおいては、診断名が「注意欠陥/多動性障害」と変更された。この基準では、「不注意優勢型」「多動性―衝動性優勢型」「混合型」という三つのサブグループが設定された。不注意もしくは多動/衝動性のそれぞれ9項目の症状のうち、両者とも6項目以上満たしている場合を混合型、不注意のみ満たしている場合を不注意優勢型、多動─衝動性のみ満たしている場合を多動性─衝動性優勢型と診断すると定義されている。

さらに、2013年に発表されたDSM-5においては、基本的な枠組みについてDSM-Ⅳから重大な変更はみられていないが、成人期のADHDについてこれまでより詳細に言及している点が特徴的である。診断基準の具体的な内容については、第6章で説明をしたい。

†ICD

一方、WHOの診断基準であるICDでは、ICD-8までは、現在のADHDに関する診断項目はみられなかった。1965年のICD-9になって初めて、「小児期の多動性症候群（Hyperkinetic syndrome of Childhood）」として収録された。これには、「活動性と注意の単純な障害」「発達遅滞を伴う多動」「多動性行為障害」「その他特定不能のもの」という下位項目が示されている。

1992年のICD-10においては、「多動性障害（Hyperkinetic disorders）」という診断名に変更された。そのサブカテゴリーとして、「活動性および注意の障害」「多動性行為障害」「他の多動性障害」「特定不能の多動性障害」という分類が示されている。DSMとは異なり、ICD-10では診断のためには多動が必須であり、不注意のみのケースを認めておらず、疾患の概念が狭く限定的である。

このように、ADHDの概念、診断基準は変遷を重ねている。ここで述べたように、公式の診断基準においても、いくつかの点において、曖昧で一致しない部分が見受けられる。つまり、現在においても、ADHDの概念は確立したものとは言えず、今後も大きな変更がみられる可能性があると考えられる。

これに加えてADHDと近縁疾患との鑑別については、現在の診断基準ではかなりの曖昧さを残している。特にアスペルガー症候群などの自閉症スペクトラム障害（広汎性発達障害）に多動を伴う例については、診断に迷うケースが多い。以前は、ADHDと自閉症スペクトラム障害は同時に併存しないものと定義されていたが、現在の診断基準では併存も認められている。こうした点については、第5章で述べたい。

†ADHDの原因と有病率

他の多くの精神疾患と同様に、ADHDの根本的な原因は解明されていないが、少なくとも家庭環境や親による養育状況などによるものではなく、生まれながらの生物学的な要因と関連していることは明らかである。もっとも、不適切な養育環境などがＡＤＨＤの症状を悪化させることはみられる。

当初みられた、ＡＤＨＤが脳の器質的な障害によるものであるという仮説は、前述したように現在は否定されている。もっとも、大部分のＡＤＨＤの症例において、脳などの中枢神経系に明らかな異常は認められないが、軽度の脳波異常の頻度が高いという報告もみられている。このことは、一部の症例においては、脳の器質的障害によってＡＤＨＤの症状が出現する可能性を示している。

現在では、ＡＤＨＤの基本的な障害は、脳内の神経伝達物質であるノルアドレナリンとドパミンの機能障害であるという説が有力である。ＡＤＨＤの治療薬が、このような神経伝達物質の濃度を上昇させる働きを持っていることは、その有力な根拠となっている。もっとも、うつ病や統合失調症など多くの精神疾患で神経伝達物質の異常が報告されていることを考えると、ＡＤＨＤにおける神経伝達物質の障害がどのような意味を持つのか明確とは言えないし、原因の解明にはかなりの時間が必要であろう。

ＡＤＨＤの発症に関しては、胎生期から出産時における障害も関連することが指摘され

図表1－3　成人期ADHDの有病率

成人期ADHDの世界的有病率は約3.4％と推定されている

国	有病率、％（SE）	*n*
ベルギー	4.1（1.5）	486
コロンビア	1.9（0.5）	1731
フランス	7.3（1.8）	727
ドイツ	3.1（0.8）	621
イタリア	2.8（0.6）	853
レバノン	1.8（0.7）	595
メキシコ	1.9（0.4）	1736
オランダ	5.0（1.6）	516
スペイン	1.2（0.6）	960
米国	5.2（0.6）	3197
合計	3.4（0.4）	11422

出典：世界保健機関世界精神保健調査（2007年）

ている。胎生期における母体の薬物使用、中毒性薬物への接触、出産時のおけるさまざまな問題も危険因子となるが、決定的な要因は存在していない。

ADHDの発症にもっとも重要であるのは、遺伝学的な要因である。ADHDにおいては、二卵性双生児よりも一卵性双生児において障害の一致率が高く、また明らかに近親者にADHDが多い。さらに同一家系に、ADHDとASDが混在することもしばしばみられ、両者が生物学的に関連の深いことが推測されている。

ADHDの有病率は、国や地域によって異なっているが、小児においては5〜6％、成人においては3〜4％程度と想定されている。

成人期のADHDの有病率についてはさまざまな報告がみられるが、バークレイらによる調査では4・7%と報告された。

また、2007年の世界保健機関の世界精神保健調査（WMH）では、ベルギー4・1%、コロンビア1・9%、フランス7・3%、ドイツ3・1%、イタリア2・8%、レバノン1・8%、メキシコ1・9%、オランダ5・0%、スペイン1・2%、米国5・2%で、これらを総合すると成人期ADHDの世界的有病率3・4%と推定された（図表1－3）。

ADHDは、性別では女性より男性に多い。小児期では、男性は女性の2倍の有病率があると言われているが、成人になると差が少なくなる。これは小児期においては、主として多動を主症状とするケースが診断されているためと考えられ、実際の性差はあまり大きくないのかもしれない。

第2章

症状

†注意の障害とは？

ＡＤＨＤは、診断名（注意欠如多動性障害）が示すように、不注意（注意障害）と多動・衝動性を主な症状とする疾患である。ＡＤＨＤは小児期においては、多動によって気がつかれることが多い。小児科で治療を受けるケースの多くは、学校生活において多動あるいは衝動性により問題行動を伴うものである。

多動がみられず不注意症状が優勢なタイプにおいては、「疾患」と認知されないこともしばしばみられる。このようなタイプにおいては、思春期以降、あるいは成人になってから、心理的、職業的なストレスをきっかけとして、不注意に基づく不適応が顕在化することがまれではない。

ＡＤＨＤの専門外来を受診する方の多くは、社会人であり、年齢的には20代から30代の人が多い。彼らの多くは学生時代までは、不注意の症状を持ちながらも、自分なりに工夫をすることによって、あるいは周囲の配慮によって、それなりに適応がとれていた。

ところが、社会人となり、仕事のプレッシャーやストレスが格段に増した状況では、適切な対応ができなくなってしまうことが多くなる。周囲や上司から、「ケアレスミスが多い」「指示をすぐに忘れる」「人の話をきちんと聞いていない」などの点を指摘されることが多く、本来は能力があるはずなのに、「きちんと仕事ができない人」あるいは「だらしなく、まじめに仕事に取り組まない人」というレッテルを貼られてしまいがちである。

ＡＤＨＤにおいては、注意力が常に障害されているわけではない。興味を感じる特定の対象に対しては、むしろ過剰な注意、集中力が向けられる。好きな仕事や趣味には、昼夜を忘れて熱中してしまうケースもみられる。

これに対して、義務的な作業を行う場合や新しい手順を習得する状況においては、じっくりと集中して課題に取り組むのが難しいことが多い。すぐに気がそれてしまい、目の前の課題に集中ができなくなり、つい別のことを考えてしまうのである。

注意にはいくつかの側面がある。注意の主な機能としては、注意を持続させる「持続性」、注意を配分する「分配性」、注意を切り替える「転換性」があげられる。ＡＤＨＤにおいては、特定の事柄に注意を持続する「持続性」の障害がみられることに加えて、周囲のさまざまなことがらに注意を配分する「分配性」や必要に応じて注意の対象を切り替える「転換性」についても、問題がみられることが多い。

ＡＤＨＤにおいて障害されているのは、仕事の計画や手順を考えるなど複雑な行動を全体としてプログラムしこれを一定の順序に再構成すること、マルチタスク状況などいくつかの複数の行動に同時に注意を向けること、自らの内的な衝動性など不適切な行動パターンを抑制することなどである。これらは「注意」の問題にとどまるものではなく、知的活動全般にかかわる問題である。

前述したように、ＡＤＨＤの出現頻度は予想外に多く、これまでの研究においては、学童期においては５％程度、あるいはそれ以上に及ぶという報告がみられ、公教育における重要な問題となっている。

かつてはＡＤＨＤの予後は良好で、さまざまな精神症状は青年期までに自然に改善していくものと楽観視されていた。しかし最近の長期研究の結果では、小児期のＡＤＨＤにおいてはかなりの割合で成人後においても生活の支障となる症状が持続すること、うつ病など他の精神疾患が合併しているケースが多いことが明らかになった。さらにＡＤＨＤの一部では、暴力行動や犯罪に至る可能性が大きいことが報告されている。この章では、成人になって専門外来を受診したケースの紹介から始めたい。

†鉄道ファンの青年

佐藤幸雄さんが、発達障害の専門外来を受診したのは、23歳のときである。母親と祖母に連れられて病院に来た彼は、小太りで穏やかな表情をした青年で、これまで長く精神科で治療を受けていたようには見えなかった。

けれども佐藤さんには、小学生の頃より、ADHDの症状がみられていた。授業中に落ち着きがなく、ずっと椅子に座っていることが難しかった。集中力がなく忘れ物をひんぱんにする上に、衝動的で他の人と会話をしていても、人の話を途中でさえぎり、一方的に自分の話をすることが目立った。

9歳のとき、近くの小児科を受診し、ADHDと診断されメチルフェニデート（商品名リタリン）を投与された。家族の話では、投薬は劇的な効果があったが、飲み忘れが多く、しばらくして通院も中断してしまった。小学5年生からは、自傷行為と母に対する暴力も出現した。成長して思春期になる頃には多動症状はおさまってきたが、不注意と衝動性は持続してみられた。

高校に入学後は、他の生徒のからかいの対象となり、一時、不登校になっている。佐藤さんは子供の頃から鉄道が好きだったので、高校卒業後には、鉄道関係の専門学校に入学し、同時期には鉄道会社でアルバイトもするようになった。専門学校を卒業してからは、鉄道に関してより高度の知識を身につけたいと希望して、ある私立大学の理工学部に入学した。

入学後は対人関係に大きな問題はなかったが、授業の内容についていくのが難しかった。このため、次第に登校しないで自宅に引きこもることが多くなった。この頃より、佐藤さんの精神的な変調が始まった。

「自分の考えが他人に伝わる感じがする」「お前は生きていても仕方がないと言われる」などという訴えがひんぱんにみられ、佐藤さんは中断していた精神科に受診し、投薬を受けるようになった。しかし前記のような症状がなかなか安定しないため、一時的に入院治療を受けたが短期間で退院となっている。

退院後は外来通院を続けたが、病院への通院は不規則だった。何度か不安感、焦燥感が強くなり、手持ちの薬物を多量に服用したこともあったが、大事には至っていない。

大学へ通いながら私鉄の駅でのアルバイトを続けていた時期に、家族にすすめられ、私が勤務する病院の発達障害の専門外来に受診となった。外来ではADHDの治療薬を投与し、ある程度の効果は自覚するようになった。

だが服用は不規則で、受診日をしばしば忘れた。何時間も遅れて、受診することもたびたびであった。今後については、本人は障害者雇用でなく、何かの資格をとって公務員になりたいと話すが、生活のリズムが不安定で昼夜逆転に近い毎日が続いている。

　この症例においては、児童期に多動を中心としたＡＤＨＤ症状を認め、一時薬物治療は受けたものの継続的な通院はできなかった。学校生活では重大な不適応は認めず、20歳前後まで、医療は中断していた。ＡＤＨＤの治療薬は多動、不注意などの症状に有効であったにもかかわらず、通院が中断しこれまで十分な治療は行われていなかった。

　思春期以降、多動症状は認めなくなったが、不注意と衝動性の症状は持続していた。さらに、一過性に統合失調症に類似した被害妄想や幻聴が出現したが、これらは短期間で改善している。このように、ＡＤＨＤにおいては、二次的にさまざまな精神症状が併存することはまれではない。

　現在は、引きこもり状態にはなっていないものの、十分に社会参加ができない状態が続いているため、今後、病院における集団療法や就労支援の施設を利用することが望ましいと考えられる。このケースは成人のＡＤＨＤにおいてよくみられるタイプであり、「症状」も典型的な内容である。周囲からは一見「ノーマル」にみられるが、継続的な治療が必要であることを理解していただきたいと思う。

†成人の約3〜4%がADHD

第1章で少しだけ触れたが、これまでのADHDの出現頻度に関する研究では、2〜20%と結果のばらつきが大きい。これは、診断基準や調査対象の違いを反映していると考えられる。一般的に、小児におけるデータでは、ADHDは児童期において、3〜8%程度であると報告しているものが多い。DSM-5においては、小児の5%にADHDが認められると述べているが、これは控えめな数字であろう。性別では、前述したように、男子のADHD発生率は女子に比べて高く、2対1〜9対1と報告されている。

成人におけるADHDの頻度は、小児よりも低いという報告が多い。成人においては、総人口の2〜5%がADHDと診断されるとしているものが多い。ケスラーらによる米国の大規模調査においては、成人の4・4%がADHDであると推定している。彼らの研究ではADHDは男性で多く、離婚率、失業率が高く、他の精神疾患の合併が高率であった。

一方でDSM-5においては、成人のADHDは総人口の2・5%と比較的低い値が記されている。以上をまとめると、確定的な結論は得られていないものの、ADHDは成人の約3〜4%に認められると考えるのが妥当であろう。

この3～4％という数字は、かなり高率なものであることを認識する必要がある。たとえば、主要な精神疾患である統合失調症の有病率は、約1％であると言われている。また自殺や労災など、さまざまな社会的問題との関連が大きいうつ病の時点有病率は、およそ3％でと推定されている（うつ病の生涯有病率は約15％である）。

つまり、ＡＤＨＤ患者は、うつ病とほぼ同数存在しているわけであり、その総数は、わが国全体でみれば、３００万～４００万人というかなりの数となる。もちろん、この数百万人のＡＤＨＤの人すべてに治療が必要というわけではないが、少なくとも、ごく少数にみられる疾患ではなく、数多くの人に影響を与えている重要な疾患であることは認識すべきである。

ＡＤＨＤの遺伝性は大きく、きょうだいや子供などの近しい親族は、ＡＤＨＤの罹患率が高率である。これに加えて、ＡＤＨＤは不安障害、うつ病など他の精神疾患を発症するリスクが高い。また家族内において、ＡＤＨＤとＡＳＤがともにみられる例も少なくないが、この点については第5章で述べたい。

†経過と予後

ＡＤＨＤの経過と予後は多様である。症状が青年期や成人になっても持続することは少なくないが、思春期に症状が軽快することもある。一般的には、多動が消失しても、不注意と衝動のコントロールの問題が残る頻度が高く、成人になって受診するケースでは、不注意の症状のために生活面が障害されているものが多い。ここで、海外の報告をいくつか示したい。

英国のラングレーらは、１２６例のＡＤＨＤの小児（平均年齢９・４歳）を5年間にわたってフォローアップした。その結果、5年後においても約70％の対象者はＡＤＨＤの診断基準をみたし、反社会的行動や薬物乱用が高率でみられたとしている。

ノルウェーにおける研究でも、ＡＤＨＤの経過について、長期的な予後が必ずしも良好でないという結果が出されている。モンドーレらは、ノルウェーの児童精神科に入院した２５７例の小児を17〜39年フォローアップした。その結果、診断別に比較をすると、ＡＤＨＤと診断された小児が後に障害年金を受ける比率がもっとも高かったとし、ＡＤＨＤは職業上の機能障害との関連が大きいと報告した。

一方、米国における調査では、ＡＤＨＤの小児において、成人になっても症状が持続する割合は必ずしも高くないことが報告されている。クラインらはＡＤＨＤと診断された平均年齢8歳の小児を33年にわたりフォローアップした。その結果、41歳時においてＡＤＨＤと診断されたのは22・2％に過ぎなかった。ＡＤＨＤ群において離婚率、反社会性パーソナリティ障害、薬物乱用の頻度は高率であったものの、他の精神疾患が合併しない例においては、職業的機能は維持されていたとしている。この結果は、ＡＤＨＤの症状が成人になると改善を示す可能性を示しているが、実は、小児期におけるＡＤＨＤという診断の精度があまり高くないことを意味しているようにも思える。

一般にＡＤＨＤの長期経過の研究においては、多くが部分的な改善にとどまり、反社会的行動や、アルコールや薬物依存が多くみられ、社会的な予後が良好でないと結論とするものが多いようである。ただ、より詳細な検討を行った最近の研究においては、予後の不良さと関連しているのは、ＡＤＨＤそのものでなく、小児期に合併してみられた行為障害など他の要因が関連しているとするものが多い。

さらに、注意する必要があるのは、このような経過研究において対象として取り上げられるのは、中等症、あるいは重症の比較的症状の重いケースが中心となっている点であろう。成人期に精神科を受診するADHDの人の多くは、小児期に際立った不適応は示さず、その大部分が医療機関の受診に至っていない。したがって、このような軽症例も含めて検討を行えば、ADHDの予後は現在示されているデータよりもかなり良好なものとなるだろう。

さらに軽症のADHDにおいては、知的能力が高く十分な教育を受けているケースが多いことを考慮すると、成人期になっても残存するADHD症状に関しては、患者本人が自覚することや投薬の効果によって、かなりの改善を期待できると考えられる。

†小児における症状

一般にADHDは幼児期になるまで気づかれないことが多いが、乳児においてもいくつかの特徴がみられることがある。ADHDの乳児は刺激に敏感で、音や光などの環境の変化によって混乱しやすい。さらにADHDの乳児は動きが多く、睡眠時間が短く、よく泣きわめく傾向を持つ「育てにくい子供」であることが多い。

また親など大人の許可をとらずに、興味のあるものにひかれる行動を示す傾向が大きい。このため、幼児期から就学前にかけて、外出時において「迷子」となることがしばしばみられる。外出時に気になるものが目に入ると、それにつられてしまうからである。

就学後は、多動、不注意の症状に加えて、感情面での不安定さ、衝動性、運動面でのぎこちなさを示すことが多い。知能は平均以上であるにもかかわらず、読字障害（ディスレクシア）などの学習障害（LD）を示す例も多いが、ADHDの症状とは重なる内容が多く鑑別は難しい。

(1) 多動と衝動性

小児における多動には、さまざまなレベルがある。静かに座っているべきときに、どこか落ち着かなくなり体の一部を動かしてしまう程度のものから、常にじっと座っていられないため授業中に立ち歩いてしまい、クラスの問題児となる例までさまざまである。こうした多動症状は、学級崩壊の一因となる。

多動は、「動作」のみに認められるわけではない。常に何かをしゃべっていなければ落ち着かなかったり、あるいはじっとこらえることができずに一方的に話し続けたりするという形でみられることもある。また、待つことが苦手なため、相手の発言が終わらないうちに自ら話し始めてしまうこともよくみられる。

多動とともに衝動性を認めるケースも少なくない。衝動性は、内面の衝動性と行動面における衝動性が存在する。内面の衝動性は素早い判断や決定をもたらすという利点はあるが、重要な事柄でも、思慮深くなく簡単に物事を決めてしまうというマイナスの傾向として現れることが多い。

言うなれば、彼らの頭の中も多動なのである。ADHD患者の「心」の中では、さまざまなまとまらない衝動的な考えが、常に起こっては消えている。よって、対話において、「相手の話をよく聞いていない」「話の一部が飛んでしまう」ということが起きやすい。このため、児童期から思春期になるにつれて、次第に対人関係がうまくとれなくなる傾向がある。つまり、「信頼できる」相手とみなされなくなることが多くなる。

一方、ADHDの人は、総じて人なつっこいことが多く、集団に入り込むことは比較的得意である。それにもかかわらず、対人場面でミスを重ねたり、あるいは不適切な発言を繰り返したりすることによって、次第に浮いた存在となりやすい傾向がある。このため、「少し変わった子供」とみなされることが多い。

行動面の衝動性は、他の児童や家族に対する攻撃性となってみられることが多い。普段はおとなしいADHDの子供が些細なやりとりから「きれて」つい手を出してしまい、他の子供に暴力的となるケースもみられている。このような攻撃性は、就学前から問題となるケースが存在している。

つまりＡＤＨＤの子供は爆発的であることが多く、イライラしやすい。彼らは、比較的小さな引き金で、怒りを爆発させることがある。それに加えて情緒不安定のため、気分や行動は変わりやすく予想しにくいのである。また、衝動性と不注意のため、事故や怪我が多発することが多い。よく「ものにぶつかる」ことも多い。

ここで注意が必要である点は、ＡＳＤ（自閉症スペクトラム障害）の児童においても、ＡＤＨＤと同様の衝動的、攻撃的な行動がしばしばみられる点である。ＡＤＨＤにおいては、内面の衝動性をコントロールできないため、攻撃的な行動を伴いやすいが、ＡＳＤでは、社会性のなさが同様の行動をもたらすことがある。ＡＳＤにおいては、「社会的にしてはいけないこと」の認識が希薄なため、常識からはずれた行動を起こしやすいのであるが、行動のみからはＡＤＨＤとＡＳＤの区別は難しい。

次に示すのは、成人のＡＳＤのケースで、デイケアに通所中の女性患者の例である。彼女は国立大学を卒業し教師の資格も持っている高学歴の人であったが、職場で孤立することを繰り返し、精神科の通院を続けていた。

彼女は、通所中の精神科デイケアでしばしばトラブルを起こした。目の前できまりを守らない人をみると、彼女はがまんができないのだった。たとえば、デイケアのグループで話し合いをしているときに、一方的に不規則な発言をしているメンバーがいると、彼女はすぐに注意をした。それでも相手の発言が収まらないと、クールな表情のまま、突然、相手を殴りつけるのである。

電車の中でも、騒いでいる男性に「うるさい」と言って手を出してトラブルとなり、警察沙汰になったことがあった。つまり、彼女の中では、「人前で騒ぐこと」は「殴ること」よりも、重大な「悪」であり、それを正すために殴ってこらしめても構わないと認識していたのであった。このような感性を、一部のASDの人は持っているのであるが、ADHDにおける衝動性とは異なったものであることは認識しておくべきである。

ADHDの児童は、攻撃的で反抗的な態度を示すことが多く、学校生活でさまざまなトラブルを生じやすい。ADHDに理解のない学校職員の敵対的な反応や、本人の自尊心の低下によって学校で不適応を起こすと、反社会的な行動や自己破壊的な行動につながる頻度が高いため、注意が必要である。彼らは、本人は努力していているにもかかわらず、「だらしがない」「飽きっぽい」などと批判されることが多いが、こうした批判は逆効果となりやすい。

(2) 不注意

不注意あるいは集中力の障害という面では、ADHDの人たちは課題に素早く取りかかったとしても、長続きしないことが多い。注意集中ができないわけではなく、興味を持った内容であれば熱中して何時間も過剰な集中を示すこともあるが、たいていの場合はすぐに飽きてしまう。

幼児期においては、積み木を積んでいたかと思うと、すぐに周囲にあるミニカーなどの別の玩具で遊び始める。幼稚園や保育園でスタッフが話しかけても、ADHDの子供は外の景色が気になったり、周囲の音が気になったりするため、話を集中して聴くことができないことがよくある。また、ぼんやりしていて指示に気づかないこともある。

児童期以降になると、学校や家庭生活の中で注意障害の症状が顕著になることが多い。ひんぱんに認められるのは、忘れ物が目立つようになることである。学校に帽子、カバン、鍵などを忘れたり、あるいは大事なものを落としたりなくしたりしやすい。

授業で使う体操服や楽器を忘れたり、必要なプリントを持っていかなかったりする。子供時代には、「忘れ物のチャンピオン」などと呼ばれたり、親が忘れ物を届けに行ったりしたというエピソードを持つ人もよくみかける。また、保護者向けのプリントや資料（参観日のお知らせなど）を親に渡すことを忘れることも多い。このため重要な情報が保護者に伝わらないことが起こりやすい。

また、あることに注意をしていても、次の瞬間に別の刺激が入ってくると、最初の事柄を忘れてしまうことが多い。さらに、現在行っていることと無関係な音や目に入る物体に気をとられ、そちらに注意が向く傾向がみられる。ケアレスミスもよくみられ、学校のテストでは、些細なミスをおかしやすい。

ある男児の場合、学校で自分の靴箱と勘違いして、他の子供の靴箱から靴を取り出した後、そのまま帰宅したところ、母親が女児用の赤い靴を履いている我が子を発見したということがあった。

†成人における症状

（1）多動と衝動性

成人になると、目に見える形での多動症状はおさまってくることが多いが、手足を落ち着かなく動かす傾向や、じっと座っていることが必要な状況で、内的な緊張感、落ち着きのなさが高まることなどがしばしば認められる。

ＡＤＨＤの成人の一部は、このような内面の「多動・衝動性」を経験していることが多い。彼らはストレスの強い状況では、内的な焦燥感、切迫感によってパニック状態となり、唐突な行動をとり始めることもみられる。

一方で、自らの多動傾向をうまくコントロールしている人も多い。職場でいつも歩き回ったり、一方的に話をしたりするのは、多動傾向のなごりかもしれない。また、会議や学会などで、必ず発言を求めたり、たて続けに質問をしたりするのは、多動の現れであることも多い（図表２－１に成人における多動症状について示した）。

また衝動性に関しては、「いらいらして怒りっぽい」「衝動的な行動や判断が多い」などという点に現れることがある。さらに、「危険な運転を好む」「アルコールやギャンブルに依存しやすい」などの問題行動につながりやすい（図表２－２に、成人における衝動性について示した）。

図表２－１　成人の多動症状

小児の多動に関する症状	成人に見られる症状
●過度におしゃべりをする ●落ち着いて座っていられない ●静かに遊んだり、課題に取り組むことができない ●あちこち動き回ったり、体をそわそわ動かす ●走りまわったり、よく考えずに行動したりする	●過度におしゃべりをする ●内的な落ち着きのなさ ●感情が高ぶりやすい ●自ら多忙な仕事を選ぶ ●薬やアルコールへの依存傾向 ●目的のない動き（貧乏揺すりなど）

図表２－２　成人の衝動性症状

小児の衝動性に関する症状	成人に見られる症状
●うっかり答を口に出す ●順番を待つことができない ●他人に口を挟んだり、邪魔をしたりする	●易刺激的、短気 ●思ったことをすぐに言う ●運転中のスピードの出し過ぎ、交通事故 ●喫煙・カフェイン摂取 ●リスクのある性行動 ●衝動買い

（2）不注意

通常、ＡＤＨＤの注意障害は成人になっても継続する。成人期の注意障害に関する具体的な例としては、かばんやパソコンをひんぱんに置き忘れる、鍵や携帯電話をなくしてしまう、外出中に混乱して目的地の場所がわからなくなる、服の着こなし方が不自然だったり、靴下が左右揃っていなかったりすることなどがあげられる。片付けが苦手なケースも多く、しばしば、自室や会社のデスク回りにものが積み上げられている。段取りをたてることが苦手なため、主婦においては、炊事や育児を苦手とする人が多い。

ＡＤＨＤの成人においては、不注意の症状によって、忘れっぽさ、集中力不足、あるいは自らのスケジュール管理が困難であることなどがみられる。仕事上の約束を守れないことも多い。

その結果として、対人的な交渉、接触が苦手となり、そのような状況を自ら避けるようになりやすい。このため、能力はあるにもかかわらず、「信頼できない」「あてにできない」と否定的に評価されやすいことに加えて、このようなストレス状況から、うつ状態などに至ることも起きやすくなる。図表２－３に、成人における不注意症状ついて示した。

多くのＡＤＨＤ患者は、本来は人なつっこく対人関係に大きな問題はみられないが、思

図２－３　成人の不注意症状

小児の不注意に関する症状	成人に見られる症状
●注意を持続するのが困難（勉強、遊び）	●注意を持続するのが困難（会議、読書、事務処理）
●気が散りやすく、忘れっぽい	●先延ばしにする
●ケアレスミスが多い	●仕事が遅い、非効率的
●人の話を聞かない	●混乱しやすい
●課題などを順序だててできない	●時間管理が下手
●整理整頓ができない	●片付けが苦手
●物をなくしたり、置き忘れたりする	●物をなくしたり、置き忘れたりする
	●約束を守れない

春期以降、対人場面において相手の話を十分に理解していないことや、仕事上の約束を守れないことが繰り返されて、安定した対人関係を維持することが困難となりやすい。このため、本来はＡＤＨＤでありながらも、対人関係の問題が大きな問題となり、自らアスペルガー症候群ではないかと受診する人が少なくない。

一方、成人期においては、自分の特性を理解し十分なスキルを獲得しているＡＤＨＤの人は、不得手な状況に対して、自分なりの対応策を講じていることもみられる。彼らはさまざまな方略を工夫して身につけているため、自分の症状をコントロールし、対処することが可能となっている。

ＡＤＨＤの人の職場における問題点として、すぐに取り組むべき仕事があるにもかかわらず、周辺にある興味をひくことに関心が向いてしまい、肝心の業務がなかなか進まないことがあげられる。このため、上司からは自分の指示をきちんと聞いていないと厳しく評価されることがしばしばみられる。

成人期では、注意障害が生活の中でさまざまな形となって出現するが、同時に感情面でも不安定となり、気分の浮き沈み、怒りを爆発させる、イライラ感などを示す例も少なくない。この結果、ＡＤＨＤにおいては、不安障害、気分障害などの他の精神疾患が併存することが多くなる。このようなケースにおいては、本来のＡＤＨＤが見逃されやすく、正しい診断がなされないため、適切な治療を受けていないことがしばしばみられる。

(3) その他の問題

これまで述べたように、ＡＤＨＤの症状は、成人になると小児期のものと変化がみられる。成人期になると症状は直接的な形で出現することは少なくなるからである。この理由としては、本人なりに社会生活に適応しようとした結果であることが多い。

けれども一方で、成人期のＡＤＨＤにおいては、さまざまな行動上の問題が出現しやすい。リスキーな自己破壊的な行動に行きつくこともみられ、その結果として司法的な問題に至る例もみられる。このような問題行動は、境界例（境界性パーソナリティ障害）の行動パターンと類似している。

ＡＤＨＤの思春期から青年期にかけては、第一に学業上の問題が生じやすい。ＡＤＨＤにおいては、中退、退学、留年などが、通常よりもはるかに多い。米国のウィスコンシン州における19〜27歳のＡＤＨＤを対象とした調査では、高校の中退率は、ＡＤＨＤグループにおいては、その他の群の4倍もみられた（図表2－4）。

この結果には、ＡＤＨＤにおいてしばしばみられる「時間を守れず、遅刻が多い」「提出物を出すのをしばしば忘れる」「興味のないことには、集中が持続しない」といった行動特性が関連している。程度の差はあっても高等教育になるほど、より厳格な達成が求められるため、不適応が起こりやすいのである。

またＡＤＨＤにおいては、不注意の現れとして運転上の問題を生じやすく、交通事故を起こす傾向が大きい。バークレイらは、１０５例の成人ＡＤＨＤ患者を対象に運転に関する問題点を検討した。その結果、健常群と比較して、ＡＤＨＤ患者においては、交通違反や事故の頻度が高率であった（図表2－5）。

さらにＡＤＨＤ患者においては、「依存」の問題もよくみられるものである。アルコー

図表２－４　ADHD 患者における学業上の問題

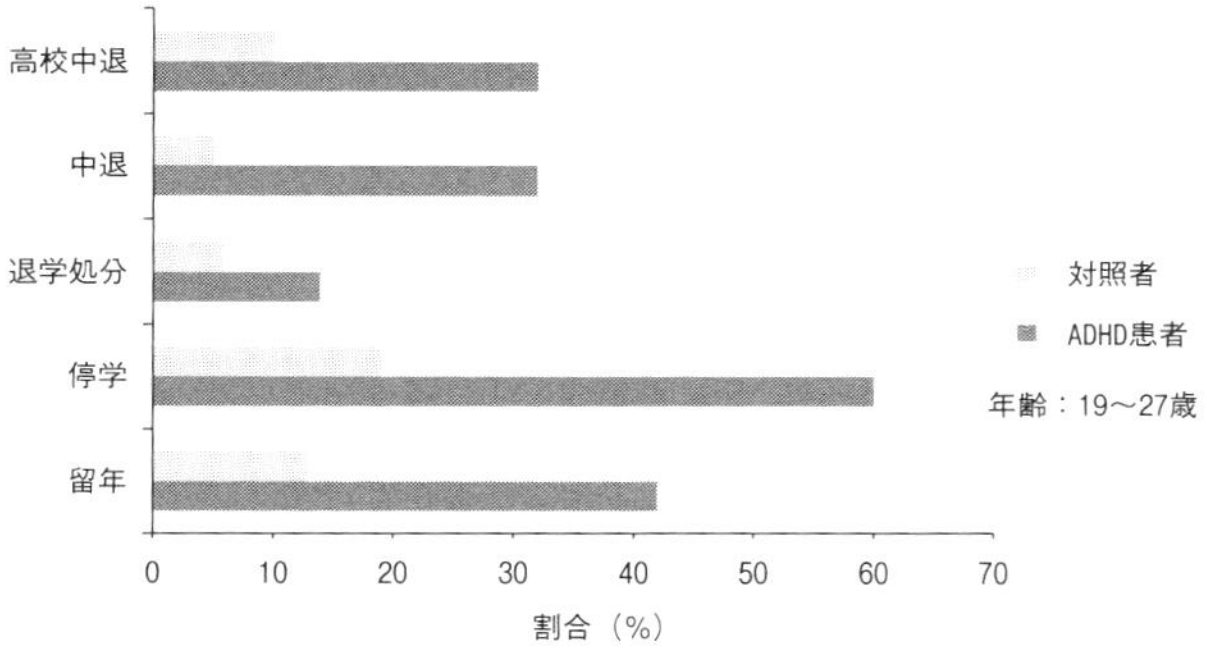

図表２－５　ADHD における運転上の問題

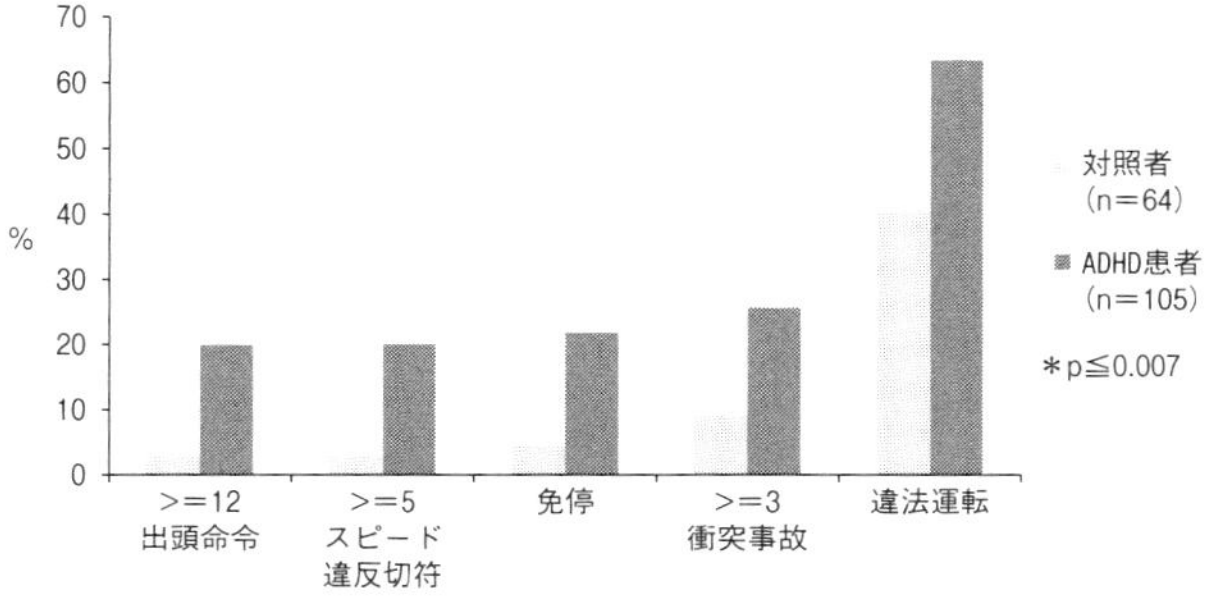

図表2-6　ADHDにおけるアルコール依存と薬物依存

成人期ADHDと健常成人の生涯有病率の比較

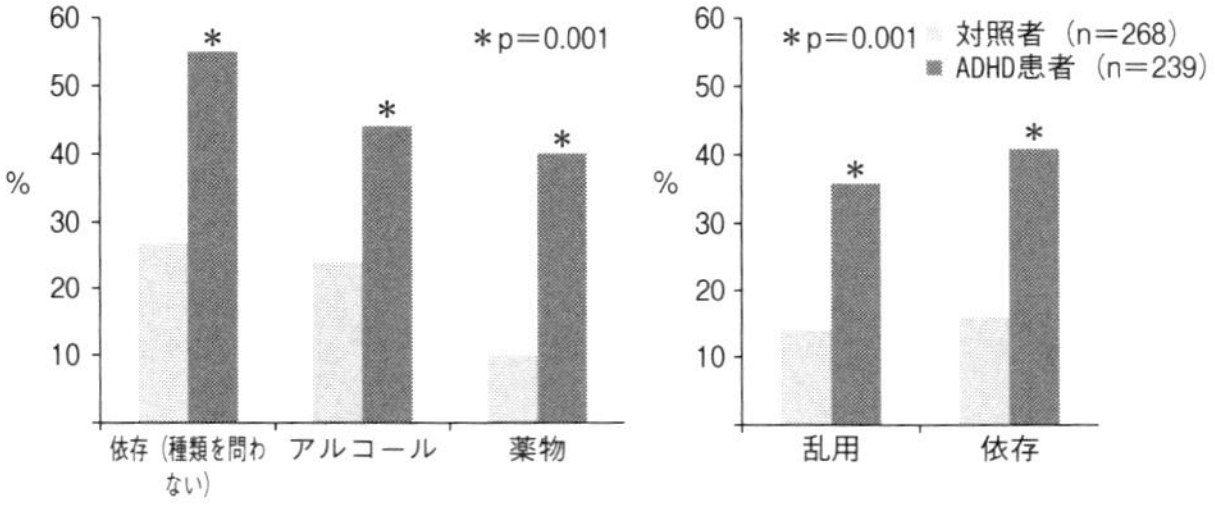

アンケートに調査の結果　　面接に基づく乱用と依存

ル依存、薬物依存の頻度が高いことに加えて、ギャンブル依存（病的賭博）も高率にみられることが知られている。このような依存の比率の高さは、ＡＤＨＤにおける衝動性が形を変えて現れたものと考えられる。

ビーダーマンらの調査は、この結果を裏付けている。彼らは、アルコール依存と薬物依存に関して、ＡＤＨＤの成人239名と健常者268名の間で比較を行った。その結果、ＡＤＨＤの成人におけるアルコール依存と薬物依存の頻度は、その他の群と比べて約2倍であったとしている（図表2－6）。

ＡＤＨＤの成人においては、家庭的な問題も生じやすい。この原因としては、これまで述べてきた対人関係の問題が第一にあげられる。「相手との約束を守れない」「相手の心中を察することができずに、一方的に自分の主張をしてしまう」「片づけができない、家事がおろそかなる」などの理由によって、配偶者との関係が険悪となりやすい。加えて睡眠障害がよくみられ、生活のリズムが不規則になりやすい点も、同居家族には「だらしなさ」ととられやすい。さらに、金遣いの荒さや浪費傾向はこれに拍車をかけるため、ADHDにおいて、離婚や別居が高率である。

†30代の会社員

30代後半の水野徹さんは、内科のクリニックから紹介されてきた人である。クリニックの紹介状には、次のように記載されていた。

慢性胃炎でときどき内服治療を行っている患者さんです。今回、患者さんが訴えるには、仕事で説明するときに起承転結の脈絡が自分の中では構成されているのに、その通りに話せなくて、意味不明になってしまうとのことです。そのため、プレゼンができなくて悩んでおられます。専門的なご精査ご加療をよろしくお願いします。

紹介状にはふれられていないが、本人に聞いてみると、テレビの特集番組をみてから、自分が発達障害ではないかと考えるようになったという。

振り返ってみると、小学校時代から、教師の話をきちんと聞くことが苦手だった。先生の話をメモに取りながら、聞くことができなかった。また話を聞いていても、それをまとめることが苦手だった。今でも、仕事で客から電話があっても、それをメモに残すことができないで困っている。話を聞いているつもりでも、頭に入っていないことがたびたびであった。

幼児期には発語が少ないため、自閉症ではないかと言われたこともあったが、その後の発育に大きな問題はなかった。小学生の頃から、教師の話以外にも、他人の話のポイントをつかむことや、逆に自分の考えを相手に話すことがうまくできなかった。そのため、対人関係では、いつも緊張することになり、それが悪循環となって、さらに話している内容がわからなくなることがよくみられた。

専門学校を卒業してから、仕事を転々とした。経理事務をしたこともあるし、工場で働いたこともある。現在は、電機会社の営業職についている。仕事はなんとかこなせているが、上司からの評価は低い。何よりも会議におけるプレゼンが苦手で、緊張感で混乱してしまい、言葉が出なくなる。きちんと用意をしていても、何をしていいのかわからくなってしまうことが多い。

小児期の状態を詳しく聞いてみると、教師からは、「落ち着きがない」「がまんが足りない」などとよく注意されていた。自分でも、じっと座っていられずに、いつも身体を動かしてしまうことが多かったことを覚えている。

このような多動傾向に加えて、水野さんには不注意の症状も認められた。子供の頃から忘れ物が多く、時計などの持ち物をなくすことが多かった。不注意さは、大人になってからも続いていた。

水野さんは、対人場面における不安、緊張が強く、一見すると、対人恐怖症や社会不安障害（社交不安障害）などと診断されそうである。だが、その背景には不注意と多動の症状が認められ、診断的には、ＡＤＨＤと考えられる。

本人の希望もあり、水野さんに対してＡＤＨＤの治療薬の投与を開始したが、これが効果を示し、不安緊張感が軽くなったことに加えて、対人場面で落ち着いて応対できるようになった。さらに、仕事においてケアレスミスをすることも少なくなった。このため、会社における評価も徐々にではあるが、改善がみられている。

この症例では、不注意や落ち着きなさなどのＡＤＨＤ症状が背景にみられたが、その結果として、対人場面などのおけるケアレスミスが多く、さらにミスを重ねることによって、不安緊張感が増すという悪循環を繰り返していた。症状的には、「不安障害」と診断されるケースであるが、背後に存在するＡＤＨＤに対して治療薬を投与することにより、生活全般の改善がみられている。

このように、成人のＡＤＨＤにおいては、不注意や多動の症状が直接的に問題とならずに、職業上の問題として現れることがよくみられる。さらにこのケースでみられたように、併存する精神症状が社会適応を悪化させていることも多いので、注意を要する。

第３章

社会生活

†ＡＤＨＤの社会人

大人のＡＤＨＤの人が外来を受診する場合、その大部分は軽症である。多くの場合、彼らは通常の職業についており、これまでの生活の中では、ＡＤＨＤの症状があまり目立たなかったか、問題となっていなかった。

けれども、あらためて詳しく問診をしてみると、彼らの児童期に何らかのＡＤＨＤの兆候を見出すことができる。「忘れ物が多かった」とか、「整列をするときに、じっとしていないで注意された」などのエピソードである。

ただほとんどの場合において、このような症状は、学校生活では問題とされていないことが多い。これは症状が軽症であることの他に、知的能力が高い場合にはある程度の対処行動がとれることが多いからだと考えられる。

初等教育、中等教育では、さまざまな児童生徒の問題行動が認められ、その一部は発達障害に関連しているものであるが、「多動」や「衝動性」が重大な問題行動につながらない場合、ＡＤＨＤの可能性があっても、実際には放置されることが多い。

学校においては、「いじめ」や「登校拒否」あるいはモンスターペアレントの存在など、より深刻な問題が多発しているため、軽症のＡＤＨＤは見すごされるわけである（もっとも、こうした問題も、実は発達障害と無関係とはいえない）。

一方で、高校生以上においては、ＡＤＨＤの症状は「やる気のなさ」や「だらしなさ」、あるいは本人の性格として処理されやすい。大学生においては、大学の保健管理センターなどが本人の相談を受けて、病院へ受診や治療を依頼してくるケースもみられているが、深刻なトラブルとなる例は少ない。

けれども、社会人になると状況は一変する。どのような職業においても、責任の重さは学生時代とは桁外れに増大する。仕事上では、細かいミスや不注意は許されなくなり、ＡＤＨＤ症状を持つ人には辛い状況となりやすい。

ＡＤＨＤの症状は、対人関係にも影響する。彼らは、個人的にも仕事上でも、他人とのやり取りをきちんと聞いていないことが多いし、うっかりミスもひんぱんである。本人には悪気はないにもかかわらず、仕事に関することだと大きな問題になりやすい。さらにこのようなミスを繰り返すことによって、次第に重要な人間関係もうまくいかなくなることが多いのである。

†成績優秀だった会社員

25歳の会社員である亀谷徹さんは、発達障害の専門外来を受診したときには、次のようないくつかの訴えがみられた。


「物覚えが悪い。忘れるのが不思議なことでも、簡単に忘れる」

「自分の考えを表現できない」

「応用がきかない」

「複数のことを同時に行うことができない」

「場の空気や、人の心情を読み取れない」


亀谷さんは千葉県の出身、子供の頃から成績は優秀で、ある有名私大を卒業後、大手の電機メーカーに勤務していた。この彼の訴えをみると、不注意や記憶の問題と対人関係の問題の両方がみられた。

就職してから亀谷さんに与えられたのは、比較的単純な経理関係の事務作業である。けれども正確さとスピードを求められたことが、亀谷さんには負担だった。自分では手を抜いているつもりはないのに、些細なミスを繰り返し、たびたび注意を受けた。

作業をしているときに声をかけられると、どれを優先させていいのかわからなくなり、すぐに混乱した。特に、3人以上との会話では、何を話しているのかわからなくなることがしばしばだった。メモをとっても、メモの存在を忘れてしまうし、毎日顔を合わせている人の名前を覚えられない。周囲からは、気配りが足りないと指摘されることがしばしばだった。

亀谷さんは自分の症状について自ら調べた結果、発達障害ではないかと考えて、専門外来を受診した。外来で詳しく聞いてみると、児童期より忘れ物、落し物が多かったが、学校の成績は優秀だったので、問題となることがなかった。ただし、多動傾向はみられなかった。小学校の高学年までは友達は多かったが、思春期前後より、次第に対人関係が苦手となっている。以上の点から、亀谷さんは「不注意」が症状の中心であるＡＤＨＤと診断し、治療薬の投与を開始した。

†生活上の問題

この亀谷さんのケースは、成人におけるADHDの典型的なパターンを示している。成人においては、ADHDの症状が直接問題になるというよりは、生活上の障害として顕在化することが多い。

つまり、学生の場合は、学業成績の不振、社会人の場合は、勤務成績の不良という形で現れやすい。多くの場合、患者本人の知的能力は平均以上である。このため、ケアレスミスなどを繰り返したり、仕事や約束の時間を守れなかったりする当人について、周囲は「手を抜いている」、あるいは「いい加減に取り組んでいる」とみなすことが多い。どうしてこれくらいのことができないのかと、周囲は判断してしまうのである。

またADHDの人は、感情的に不安定であることが多い。彼らは、元来、衝動的になりやすい傾向を持っていることが多いため、些細なことで感情を爆発させやすい。またこれまでの失敗の積み重ねの結果、自信を持てなくなっている例もしばしばみかける。

さらに亀谷さんの例のように、ADHDの成人はなんらかの対人関係の問題を訴えることがよくみられる。多くのADHDの人は、もともとは人なつっこく周囲に溶け込むこと

図表3−1　成人期のADHDの特徴的な所見

(1)　職場や学校
・落ち着かずにそわそわする
・貧乏ゆすり、指を机で叩くことなどがやめられない
・不用意な発言が目立ち、思ったことをすぐに言動に移す
・集中できない、ケアレスミスが多い
・ものをなくす、忘れる
・締め切りを守れない、段取りが下手で完結できない

(2)　家庭生活
・別のことに気をとられ家事がおろそかに、家事の効率が悪い
・衝動買い、金銭管理が苦手
・部屋が片付けられない
・朝起きられない、外出の準備が間に合わない

(3)　対人関係
・おしゃべりがとまらない、自分のことばかり話す
・衝動的な発言、つい叱責してしまう
・約束を守れない、約束を忘れる
・集中して話を聞けない
・映画館やレストランで落ち着かない

を苦手としていない。けれども、思春期以降、対人関係においても不注意なミスを重ねるうちに、関係を損なうことが起こりやすいのである。成人のADHDにおいて、日常生活や学校において問題となりやすい点について、図表3−1に示した。

これらに加えてADHDでしばしばみられる社会生活上の問題としては、アルコールや薬物に依存しやすいこと、ギャンブルにのめりこみやすいことがあげられる。また金銭管理が苦手なことが多い。さらに不注意が原因で交通事故を起こす頻度が大きいので注意が必要である。

ここでは、仕事に関するＡＤＨＤの人の社会生活上の問題について、実例をあげながら検討を加えたい。

†40代の公務員

森一郎さんは40代の公務員で、勤務先は埼玉県内にある。子供の頃から不注意な面があり、ものをなくしたりどこに置いたのかわからなったりすることがたびたびみられたが、おとなしい性格で学校での適応には問題なかった。また片付けが苦手で、自分の机の整理がなかなかできなかった。

高校卒業後は、公務員としてこれまで仕事を続けてきた。業務の内容はさまざまだったが、主に経理関係が多かった。20代後半にはある大学の夜間部に通い、大学卒の資格も得ている。

就職後、仕事の段取りが悪いことは、自分でも理解していた。このため何事も進行が遅く、周囲に迷惑をかけたことも何度かあった。またふいに予定しない仕事が入ると混乱しやすかったが、これまでは大きな問題にはならなかった。それがこの４月に上司が変わってから、状況が一変した。

この上司は何かと森さんを目の敵のように扱った。仕事が遅いと文句を言い、ケアレスミスがあると他の職員の前で叱責した。「お前なんか何の役にもたたない」と何回もなじられた。

それから数か月にわたって、森さんなりに一生懸命仕事に取り組んだが、ミスは一向に減らず、仕事の能率もよくならなかった。この間も上司からのプレッシャーは続いたため、森さんは憂うつな気分が強くなるとともに夜眠れなくなり、自ら精神科クリニックを受診している。

そこで森さんはうつ病と診断され、抗うつ薬などの処方をうけた。だが、状態に変化はみられなかった。むしろ服薬のために眠気が出てしまい、業務にはマイナスとなった。

最近の森さんは、出張費と職員への制服支給の管理を担当していた。どちらの仕事も、定期的に監査やチェックがはいるため、区切りの時期までに書類などをまとめておく必要があったが、職員個々人への連絡が遅れがちとなることが多く、締め切りが守れないことが続いていた。

精神科クリニックの治療で改善がみられなかったため、森さんは、知人からすすめられて発達障害の専門外来を受診した。上司が代わってから、1年後のことだった。

ここで森さんは軽症ではあるが、ADHDと診断された。担当医からは、上司との関係の問題も大きいことから、投薬の変更とともに、職場の健康管理部門などに異動に関して相談するように指示された。森さんはその指示に従い、職場のカウンセラーと営業所の所長に現状を報告した。所長はすぐには動いてくれなかったが、そのおよそ半年後、森さんは部署異動となり、問題の上司と離れることができた。

投薬に関しては、ADHDの治療薬が投与された。アトモキセチンの効果は不十分であったが、メチルフェニデート徐放剤に治療薬を変更することによって、自覚的にも大きな変化がみられた。気分がはればれとし集中力も増して仕事のミスが減り、周囲からの評価も改善してきている。

†専門学校の事務職員

峰岸大介さんは、専門学校と短大を運営する学校法人に勤務する事務職員で、現在は40代の前半の人である。職場では係長を務めていた。まず、外来初診時の本人の訴えを、言葉通りに記載する。

「仕事上で支障をきたしているために、その確認。業務上の段どり、計画的に物事を行うことができず、業務を遂行することができない。また、物忘れも激しく、ものもよくなくす。打ち合わせを行うことができず、部下の言っていることが理解できない」

このような状態であったため、峰岸さんは、職場の上司の指示によって、これまでにいくつかの精神科クリニックを受診していた。だが、はっきりとした診断はついていなかった。職場からは、相談事項として、以下に示す内容の手紙が添えられていた。

1 注意力が散漫

いつも用事がないのに、学校内をうろうろしている。上司の指示をすぐに忘れる。重要な会議にうたたねする。単純な指示をしても、それができない。指示の内容を理解しようとしない、あるいはできない。計画的な業務遂行ができず、仕事上大きな穴を空けることがしばしばある。

2 本人の自覚のなさ

前記の状態を指摘して、改善を求めても、その時だけ謝るが、口先だけで一向に改善がみられない。助言や指導を真摯に受け止めておらず、自分のことを当事者として受け止めていないのではないかと感じる。

3　その他

仕事以外で心身のリフレッシュを図ったり、気分転換に誘っても、自分からはまったく会話に入ろうとせず、視野を広げたり、経験を積んだり、人間の幅を拡げようという意欲がまったくみられない。

対応策について

これまで5年以上にわたり、このような状態が続いており、周囲の上司や部下が何とかフォローしてきたが、本人の改善の意欲や向上心がまったくみられないため、今後どのような対処をしたらよいか、ご助言をいただきたい。

峰岸さんは埼玉県の生まれで、小児期より不注意の症状がみられ、忘れ物、落し物がひんぱんだった。性格はおとなしく、はっきりした多動症状は伴っていない。峰岸さんの父親は彼自身と似ている性質を持ち、落ち着きがなく気分が変わりやすい面があった。峰岸さんはある私立大学の社会学部を卒業後、他の仕事をへて、20代の半ばから現在の職場に勤務していた。元々はソーシャルワーカーを目指していたが、希望の道に進むことができず、自分としては不本意な就職だった。

†就職後の経過

就職後の経過について、本人が作成したメモをもとに話をすすめる。まず峰岸さんが配属されたのは、本部の経理課だった。これは本人にとって、まったく経験のない部署だったため、自分なりに勉強はしたものの、不安な状態でのスタートだった。

はじめの数か月は、支出伝票の入力作業を担当した。何もわからない状態だったので、やみくもに入力作業を行った。半年あまり後、峰岸さんは出納係を任された。ここでも仕事がまったくわからず、すぐに業務に支障がでた。あらかじめ業務内容の説明はあったが、何をやっていいのかまるでわからなかった。

出納係の重要な役割として、資金の運用があった。学納金やその他の資金を適切に運用するために、支出予定に合わせて定期預金を細かく組む作業が必要であった。けれども、何度聞いてもどうやっていいのか理解できずに、峰岸さんは混乱した状態のまま、利子収入を大幅に減らしてしまった。

各部署から届いてくる支出伝票については、その内容や書類上の不備などについてチェックする必要があったが、要領が悪い上に知識が不十分であったため、なかなか判断がつかず、いつも仕事がギリギリな状態が続き、ほとんど連日にわたり深夜まで残業をすることになった。

思い返してみても、目先の仕事をこなすことに追われ、あとから振り返って検討することができず、わからないことをそのままに残してしまい、その結果同じような間違いを何度も繰り返していた。また自分の机の上やファイルの整理ができず、必要な書類をなくしたり、すぐに出てこなかったりして、業務に支障をきたすことがひんぱんだった。

このような状態が続いていたため、就職3年目で、経理から教務課に異動になったときには、峰岸さんはほっとした。けれども、新しい部署で期待しながら仕事に臨んだにもかかわらず、やはり初めて体験する仕事が多く、試行錯誤の繰り返しだった。

当時は、まだ事務作業が電子化されていなかった。事務作業のすべてが手作業で、学生の授業の登録なども自ら市販のデータベースソフトに入力し、受講者名簿や採点表等を作成していた。作業自体は非効率だったが、その分、作業の手順がシンプルでわかりやすく、比較的やりやすかった。

仕事の進め方については、以前と同様に作業が遅れて締切ギリギリになることが多かったが、周囲が助けてくれて業務を進めることができた。その頃は学校経営を取り巻く環境はあまり厳しい状況にはなく、年間業務はルーチンで決まっており、新しいことに毎年取り組むようなこともなかったので、比較的負担が少ない時期だった。

業務としては、日中は窓口業務や教室の管理、教員や非常勤講師の対応、学生や電話の応対などをしていてほぼ手いっぱいだった。要領のいい同僚は日中に並行して自分の仕事をしていたが、峰岸さんはそういうことも難しく、担当の事務作業は窓口が閉まる夕方から始めたので、ほぼ毎日、10時、11時頃まで残業をしていた。また土曜日も、授業があった関係から、夕方まで残っていることも珍しくなかった。

それでも教務課での勤務は、先輩や同僚から教えてもらえる環境にあり、また、学生との接触については楽しくやりがいのある仕事で、峰岸さんとしては忙しいながらも充実した毎日だった。

そんな状況においても、ケアレスミスはひんぱんだった。たとえば、予算の額が決まってから、支出するべき事項の漏れが見つかったことがあった。課長をとおして経理課と相談し、何とか予算を修正することはできたが、前もってわかっているべきことであり、上司から厳しく注意を受けた。

他にも、不注意やうっかりミスがたびたびみられた。年度の前期中に後期分の教室確保の依頼があったが、付箋にメモして台帳に貼付しておいたことを失念してしまい、依頼された教室確保をできなくなったことがあった。

†「仕事が遅々として進まない」

このような状態のまま、教務課の二年目を迎えた。この年度には、新しく職員が入職して教務課に配属になったため、業務内容がこれまでとがらりと変わり、学生の成績管理やカリキュラム管理の担当となった。課の内部では課長補佐となり、責任もって業務を行うとともに、課内全体にも目を配らなければならない立場になったが、これは彼にとってかなりの負担だった。

実際のところ、峰岸さんとしては、本来の業務についても十分に理解しておらず、周りの職員の見よう見まねで行うしかなかった。特に4月は、新入生のオリエンテーション、履修登録などのために非常に多忙であり、どうしていいかわからないこともたびたびで毎日が苦痛の連続だった。

この年度の後期になって、さらに業務内容が変更となった。資格課程の担当が追加されたのである。これは、保育士及び社会教育主事の資格課程の運営業務で、これらの資格課程に関する授業の管理、学生に対するオリエンテーション、実習先への依頼、実習報告会の実施、資格証明書の発行などさまざまな内容を含むものだった。このため全体の業務が多量となったため、目の前の業務を進めるだけでもいっぱいいっぱいで、ケアレスミスや指示漏れがさらに目立つようになった。

さらにこの年には、新たに児童ソーシャルワークコースの設置が決まり、その検討委員会の運営、文部科学省と厚生労働省への対応なども峰岸さんの担当となった。このような多忙な状態なため、仕事を一つ一つ把握して身につけることができずに、とりあえず目の前の仕事を進めることを最優先しなければならない状態だった。

その後も数年、教務課において同じような状況が続いた。新規事業で目いっぱいで、通常の業務は残業を繰り返してかろうじてこなすことの繰り返しだった。相変わらずケアレスミスが多く、同じような失敗の毎日だった。

児童ソーシャルワーク課程の新規設置は、峰岸さんにとって大仕事だった。検討会議を重ねて、カリキュラムを詰め、担当できる教員に依頼し、その関連資料を作成して管轄の役所に幾度となく調整に行き、その度ごとに問題点や検討事項を指摘され、さらに再検討を行って資料作成をやり直すことが必要だった。

資格課程の設置認可は申請事項のため、遅くても該当年度の半年前までに申請し、その後、最終的な認可まで調整作業を繰り返し、最終的に認可が下りるのは年度末に近い時期になる。学校側としては、正式な認可が認められる前に、認可を前提として、広報等の準備は進めなければならず、履修要項の作成、広報用パンフレット及びリーフレット資料作成、時間割の調整等も行わなければならなかった。

このように、ルーチンの業務以外に新規事業の準備のため業務量が増加し、毎日そのことで頭がいっぱいになっていて、気の抜けない日々が続いた。この仕事は、名目上課長が責任者であったが、実務担当者は峰岸さん一人であったため、そのプレッシャーはかなりのものだった。

†上司が交代

この年度は中途から、上司の課長が交代になった。以前の課長は部下に任せて仕事を進めるタイプであったのに対して、後任の課長は課題をすい上げて、部下に対応を示していくリーダーシップの強い人だった。この点は、自分で判断をすることが苦手な峰岸さんとしては非常に助かった。

けれどもこのため、今まで以上に峰岸さんは自分で考えようとしなくなり、疑問点や課題について課長に示して答えを出してもらい、その通りに実行するのみで済ますことが多くなった。

その結果、ますます自分で考えて答えを出していくことができなくなっていった。これが数年後に自分が管理職の立場になったとき、部下からの課題を受けて、その答えを出して遂行させることができない原因となっている。

あらためて振り返ってみると、自分で判断することをしないで、わからないことはすぐに上司に聞き、その指示のとおりに業務を進めることで対応し、終わった仕事のことは振り返らずに済ませてしまい、後になるとどう対応したのかを忘れて同じ事がわからず、業務遂行ができないことを繰り返していた。

大部分の仕事については、ある程度のイメージはあったものの、これでいけるという自信がなかった。そのため、いろいろ時間をかけて考えて、もう時間があまりないところまで粘り、そし最終的には、上司に相談することで対応していた。

考えるというよりは、くよくよしながら時間の大部分を消化していた。課長の判断で動き出すのであるが、そこからの作業もぐずぐずし、めいっぱい時間をかけていた。これは自信がないこともあったが、判断や作業を遅らせることによって間一髪で失敗を防げたケースも多々あったため、そういう習慣がついてしまったのである。

よく上司からは「お前の仕事は遅々として進まない」と注意されたが、それでも失敗することを恐れて、決定することにできるだけ時間をかけていた。ほとんどの場合、合理的な手順が考えられないため、一から作業を積み重ねていくことが多かった。

†発達障害専門外来へ

40代となり、峰岸さんは課長に昇進し、再び経理部に異動となった。これまでは自分の仕事だけをやっていればよかったが、管理職となり部下の面倒もみなくてはいけなくなり、負担はさらに重くなった。

相変わらず、ケアレスミスは多かった。思い込みで仕事をすすめてしまい、後で失敗したことが判明することも珍しくなかった。周囲の評価は、以前にも増して厳しいものとなった。

自分でも、それはよくわかっていた。明らかに10歳以上も年下の部下のほうが峰岸さんよりも仕事がよくできるのである。課内の人たちは、峰岸さんを無視するようになった。面と向かって非難されることはなかったが、陰では常に問題にされているようだった。

課長になって3年目のこと、峰岸さんは学校の幹部に呼び出された。そこで管理職としての責任を果たせていないことを厳しく指摘されるとともに、まず病院を受診して何か病気がないかしっかり診断、治療をしてもらうように指示された。さらに指示に従えないようならば、退職するように勧告を受けた。

そのため、峰岸さんはいくつかの精神科をへてから発達障害の専門外来を受診しADHDと診断されている。勤務先からは休職をするように指示されてそれに従った。担当医からは復帰してもう一度チャレンジするようにすすめられたが、峰岸さんは「これ以上は自信がない。職場に申し訳ない」と言って職場を退職し、転職する準備を始めている。

†二つの大きな転機

社会人となったADHDの人には、二つの大きな転機がある。第一の関門は、就職の直後である。平均以上の能力を持つＡＤＨＤの人の場合、学生時代まではそれなりに乗り切れることが多いが、社会人となって求められる要求水準が増大すると、ＡＤＨＤのマイナス面が顕在化しやすい。

次に問題が浮上しやすいのは、30歳前後で管理職に昇進する時期である。平社員の場合、与えられた仕事を黙々とこなすことができれば、不適応が生じないこともある一方で、管理職となり、何人かの部下の仕事の動向を常にチェックしなければならない状況は、ＡＤＨＤの人には大きな負担となり、これを乗り越えられないことが少なくない。

本章で取り上げた峰岸さんは、このケースに相当している。いずれにしても、本人の特性に合った人事配置を行うことが、会社にとっても従業員にとっても重要となる。

第４章

ＡＤＨＤと他の精神疾患

†他の精神疾患との併存

これまでの章において述べてきたように、ＡＤＨＤには、うつ病や不安障害など、さまざまな精神疾患が併存するケースがひんぱんにみられる。このような場合、同時にみられる精神疾患は、ＡＤＨＤから二次的に発現したと考えるべきなのか、あるいは両者が同時に出現したのか判断に迷う場合が多い。このようなケースでは、ＡＤＨＤと併存する精神疾患の両者に対して治療的な対応が必要である。

米国における調査では、ＡＤＨＤには気分障害（うつ病、躁うつ病など）が38・3％、不安障害（パニック障害、社交不安障害など）が47・1％、物質使用障害（薬物依存、アルコール依存など）が15・2％合併することが報告されている。これは、かなりの高率である。図表4－1には、ＡＤＨＤと他の精神疾患の併存率を示した。

一般に、ＡＤＨＤに他の精神疾患が合併した場合、ＡＤＨＤ自体は注目されずに、あるいは見逃されて、別の精神疾患への対応が中心となりやすい。特に、「うつ状態」を主訴として、ＡＤＨＤの人が精神科や心療内科を受診することがひんぱんにみられている。こうした場合、ＡＤＨＤの特性を把握しないで治療を行うと、十分な改善を得られないこと

図表4-1　ADHDと他の精神疾患の併存率

	他の障害を有する者のADHD有病率		他の障害を有さない者のADHD有病率		ADHDを有する者の他の障害の有病率		ADHDを有さない者の他の障害の有病率			
	%	SE	%	SE	%	SE	%	SE	オッズ比	95%CI
気分障害										
大うつ病	9.4	2.3	3.7	0.5	18.6	4.2	7.8	0.4	2.7*	1.5–4.9
気分変調症	22.6	5.8	3.7	0.5	12.8	3.4	1.9	0.2	7.5*	3.8–15.0
双極性障害	21.2	3.9	3.5	0.5	19.4	3.8	3.1	0.3	7.4*	4.6–12.0
他の気分障害	13.1	2.3	2.9	0.5	38.3	5.5	11.1	0.6	5.0*	3.0–8.2
不安障害										
全般性不安障害	11.9	3.9	4.0	0.5	8.0	2.5	2.6	0.3	3.2*	1.5–6.9
PTSD	13.4	3.4	3.8	0.5	11.9	3.0	3.3	0.4	3.9*	2.1–7.3
パニック障害	11.1	3.0	3.9	0.5	8.9	2.5	3.1	0.3	3.0*	1.6–5.9
広場恐怖	19.1	9.0	4.0	0.5	4.0	2.0	0.7	0.1	5.5*	1.6–18.5
単一恐怖	9.4	1.9	3.6	0.5	22.7	4.2	9.5	0.6	2.8*	1.7–4.6
社交不安障害	14.0	2.5	3.2	0.5	29.3	4.3	7.8	0.5	4.9*	3.1–7.6
強迫性障害	6.5	5.2	4.2	0.5	2.7	2.0	1.3	0.4	1.5	0.2–9.4
他の不安障害	9.5	1.4	2.8	0.5	47.1	5.0	19.5	0.7	3.7*	2.4–5.5
物質使用障害										
アルコール乱用	9.5	4.2	4.0	0.5	5.9	2.5	2.4	0.2	2.5	0.9–6.6
アルコール依存	11.1	5.9	4.0	0.5	5.8	2.9	2.0	0.4	2.8	0.8–9.8
薬物乱用	7.2	6.6	4.1	0.5	2.4	2.3	1.4	0.2	1.5	0.2–10.5
薬物依存	25.4	11.7	4.0	0.5	4.4	2.3	0.6	0.1	7.9*	2.3–27.3
他の物質使用障害	10.8	3.6	3.8	0.5	15.2	4.8	5.6	0.6	3.0*	1.4–6.5
衝動制御障害										
間欠性爆発性障害	12.3	2.5	3.6	0.5	19.6	3.8	6.1	0.5	3.7*	2.2–6.2

（＊統計学的に有意、SE：標準誤差）

になりやすい。

実際の臨床現場においては、うつ病や対人恐怖などの症状を主な訴えとして受診した人が、生育歴を検討してみることによって、ADHDであることが明らかになるケースは多い。また、長期間、抗うつ薬で治療を続けても変化がみられなかった症例が、アトモキセチンやメチルフェニデートなどADHDの治療薬によって劇的に改善するケースもみられている。

この章においては、ADHDと他の精神疾患が合併したケースに関して、経過と治療の詳細について実地の症例を中心に述べていきたい。

†うつ病

うつ病は、現在の日本においてもっともポピュラーな精神疾患である。また、躁状態とうつ状態を繰り返す躁うつ病（双極性障害）は、うつ病ほどの頻度はみられないが、精神科臨床における重要な疾患の一つである。

前述したように、ADHDにうつ病や躁うつ病が合併することは、ひんぱんにみられることが報告されている。ここでは、まずうつ病と躁うつ病の症状について、それぞれの概略を述べておく。

うつ病の主な症状は、憂うつな気分と意欲の障害である。前者を「抑うつ気分」、後者を「抑制」あるいは「精神運動制止」と呼ぶ。うつ病においては、「抑うつ気分」あるいは「抑制」の両者がみられる場合もあれば、どちらか一方だけがみられることもある。

うつ病の三番目の症状として、身体的な症状があげられる。全身の疲労感、睡眠障害、食欲不振などの症状は、かなり頻度の高いものである。精神症状があまり明確にならず、身体的な症状のみが中心的にみられるケースも存在している。

実際のうつ病には、さまざまなタイプがある。精神症状としては、前述した「抑うつ気分」と「抑制」が中心であるが、その他にも、さまざま症状を呈することがある。不安が強くパニック発作（不安発作）を伴うタイプ、高齢者に多い焦燥感、衝動性が強い「激越うつ病」と呼ばれるもの、妄想や幻覚がみられる「精神病性うつ病」などがみられる。

うつ病においても重症のケースでは、入院治療が必要となるが、入院の理由は一様ではない。自殺未遂の直後など自殺のリスクが高い場合、食欲不振で栄養状態が悪化したもの、妄想や幻覚がみられ外来治療を拒否するケースなどがあげられる。

成人のＡＤＨＤにおいては、本来の能力はあるケースでも、不注意の症状によってケアレスミスを繰り返し、仕事のパフォーマンスが低下している例が多い。このため、上司や同僚からたびたび叱責を受けることもひんぱんになるため、これがストレス要因となってうつ状態をきたしやすいため、うつ病の頻度は高い。

†躁うつ病

一方、躁うつ病は、「躁状態」と「うつ状態」が交互に繰り返してみられる疾患である。最近の診断基準においては、躁うつ病という用語は用いずに、「双極性障害」、あるいは

「双極性感情障害」と呼ばれている。

躁状態の症状としては、気分が爽快で楽しく、上機嫌で活動的になり、ほとんど寝なくても平気で動けるような状態となる。このような爽快な気分、活動性の亢進《こうしん》（増加）に加えて、早口で多弁となり、考えや計画が次々とわいてくることも起こる。これを「観念奔逸」という。

躁状態においては、思考は上滑りとなり、話していても話題が次々と変わるため、前後の文脈が追えなくなることが多い。また、自分が非常に価値の高い人物であると確信する「誇大妄想」がみられることもある。

さらに、躁状態では、行動面での問題が出現することが多い。あと先を考えず高額な買い物をして消費者金融に多額の借金を作ったり、気が大きくなって、ばかげた商売や株式に多額の投資をしたり、突然、高額マンションを契約することなどもある。また多量の飲酒を繰り返したり、性的な逸脱行動に及んだりすることも起きやすい。

躁うつ病においては、躁状態とうつ状態の病相が交互に繰り返して出現するのが一般的である。うつ病相の症状は、前述したうつ病の症状とほぼ同一である。両方の病相が交互に出現することもあれば、一部のケースでは、うつ状態、あるいは躁状態のみが連続してみられることもある。

また、躁うつ病の病相（躁病相あるいはうつ病相）は、治癒した時期がみられずに連続して出現することもあるが、一方で安定している寛解期がしばらく持続してから、再び病期がみられることもあり、経過は個人によって多様である。

ＡＤＨＤでは感情面での不安定さを示すことが多く、これが躁うつ病の症状と類似している。またＡＤＨＤにおける衝動性の亢進は、躁状態における高揚状態との類似性が大きい。


うつ病も躁うつ病も、薬物療法が治療の基本であるが、なかなか投薬の効果のみられない慢性例も少なくない。そのような場合、背後にＡＤＨＤが存在していないか検討することが必要となる。ここではまず、長く続くうつ状態がみられたが、なかなか正しい診断に行き着かなかった女性の症例を紹介したい。

†精神科病院から紹介された女性

女性患者Ｋさんは、ある精神科病院から、発達障害ではないかと紹介されたケースである。長い経過の中で、彼女はうつ病、躁うつ病のほか、さまざまな診断名で治療されていたが、なかなか安定した状態に至らなかった。

Kさんは、二人姉妹の次女としてA県にて出生した。出生時に異常はなく、乳幼児期の健診でも発達上の問題を指摘されたことはなかった。Kさんは、小学校入学前に一家でB県へ転居した。地元の公立小学校に入学したが、授業中は落ち着いて座っていることができないことに加えて、勉強に集中できないことが多く、成績はふるわなかった。通知票でも「落ち着きがない」とコメントされていた。

公立中学校に進学した後、中学2年生の頃から非行グループに加わるようになり、タバコ、アルコール、シンナーなどを乱用した。中学3年生の頃、いじめの被害に遭い不登校になった時期がみられた。中学卒業後は通信制の高校に進学しているが、在学中はほとんど勉強したことはなかった。

その後は、服飾関連の専門学校に入学した。そこを卒業後は、服屋や雑貨屋などでアルバイトをしていた。しかし、仕事では不注意によるケアレスミスが多い上に、人間関係でもうまくいかず、転々と職場を変えることを繰り返した。Kさんは、28歳以降は仕事をしておらず、現在は単身生活で生活保護を受給している。近所に住む母が、ひんぱんに本人の自宅を訪れて面倒を見ている。

Kさんの父は塗装業を自営しており職人気質な頑固な性格だったが、肺がんにより他界した。母は父の店を手伝いながら、子供の世話をよくしていた。母によれば、姉と比較すると本人は何をするにも不器用で、よく叱られていた。その姉も、境界性パーソナリティ障害、統合失調症などと診断され、精神科病院に通院中である。

Kさんは15歳で飲酒を開始し、23歳頃には毎日ビール3000㎖、テキーラ1本を飲むなどかなりの大酒家になった。もっとも現在は飲酒の量は減らすことに成功し、機会飲酒のみになっている。薬物に関しては、シンナーの他、以前に大麻の使用歴があるが、のめりこんだことはなかった。

†さまざまな診断名

前述したように、Kさんは小学生の頃は明るく元気がよかったが、授業に集中できず落ち着きがなかったり、鞄やハンカチなどを置き忘れてしまったりすることがよくみられた。自宅で映画のDVDを見ているときも、集中して最後まで見ることができず、途中に何か別のことを始めることが多かった。また、よくしゃべり、先走って人の話にかぶせて話しがちであった。このように、Kさんは、小児期から不注意と多動の症状がみられている。

この当時、Kさんは、仲間外れになりたくないという思いが強く、周囲の人に勧められれば何でもついて行く傾向があった。本人としては集団行動が苦手で相手との距離感がうまくとれないことも多かった。思っていることを躊躇せずに言ってしまい、かえって他人から疎ましく思われることがよくみられた。Kさんは、このように対人関係における失敗が続くことによって、思春期頃からは人と付き合うことに自信をなくしていた。

Kさんは中学3年のときにいじめに遭い、情緒の不安定さが目立つようになった。この時期には、不登校になっている。高校を卒業した頃から、特にきっかけなく、イライラするとリストカットを繰り返すようになった。不安感や抑うつ気分が続くため、Kさんは、精神科のクリニックを受診したところ、「不安神経症」と診断されている。

Kさんは、数回受診をしたが、主治医と合わないという理由で通院を自己中断した。22歳頃より、気分の不調を紛らわそうと連日大酒するようになった。大麻も数回使用した。その後も彼女は、リストカットや過量服薬など自殺関連行動を繰り返し、多くの精神科のクリニックや病院を転々とした。

精神科では、「うつ病」「躁うつ病」「境界性パーソナリティ障害」などさまざまな診断を受けている。20代後半からは、漠然とした不安感や抑うつ気分と自殺念慮が増悪《ぞうあく》することが多くなった。このため、精神科病院に計6回の入退院を繰り返している。

Kさんは薬物療法として、さまざまな抗うつ薬や抗精神病薬を投与されたが、いずれも十分な効果は得られなかった。28歳時には、過食と嘔吐を繰り返した。その後、飲酒による問題行動も目立つようになり、アルコール依存症の専門病院において入院治療を行っている。32歳のとき、病院の担当医からADHDを疑われ、発達障害の専門外来を受診となった。

入院中の検査所見では、頭部MRI検査、脳波検査は正常範囲内であった。また、知能検査であるWAIS-Ⅲ（ウェクスラー成人知能検査第3版）においては、全検査IQ68、言語性IQ71、動作性IQ69という結果だった。IQとは知能指数のことで、100が平均値である（一般にIQといえば、全検査IQを指す。言語性IQ、動作性IQは、IQのサブカテゴリーで、言語性IQは知識や計算力などの能力を反映するもの、動作性IQは与えられた課題に対する視覚的な処理能力や運動機能を反映している）。

知能指数の結果は、Kさんに軽度の知的障害がみられることを示しているが、これは生まれつきの能力の問題に加えて、多量の飲酒と長い引きこもりの経過の中で知的機能がレベルダウンした面もあると思われる。

ADHDの発見

外来の診察室にいるとき、Kさんは、落ち着きなくモジモジと手足を動かすことが多かった。受診日には毎回母と共に来院し、身なりは整っていた。髪の色は明るく染めており、外来診察のたびに色を変えていた。話の内容はやや稚拙であったが奇異な印象はなく、すなおで適度な緊張感を持っており、穏やかな落ち着いた態度だった。

外来で改めて生育歴を含めた詳細な病歴聴取を行ったところ、幼少期から現在に至るまで、一貫して不注意と多動・衝動性の症状が認められた。家や学校や職場など、さまざまな場面で症状は広範に出現しており、ADHDと診断した。

Kさんは、ADHDの不注意の症状によって人の話をきちんと聞けなかったり、約束を守れなかったりすることがしばしばみられ、この結果、対人関係が不安定となっていた。そして、その結果、さらにうつ状態など二次的な併存症状が出現したのである。

外来においてADHDの治療薬であるアトモキセチンによる薬物治療を開始した。その結果、Kさんの注意の散漫さは次第に軽減した。しかし、以前からみられた漠然とした不安症状や自殺念慮は持続していたため、入院加療によって薬剤の調整を行った。

　前医からの処方は多剤併用となっていたため、処方内容を整理し、非定型抗精神病薬であるクエチアピン１００mgを追加したところ、不安感と抑うつ感は改善がみられ、短期間で退院となっている。最終的にアトモキセチンを１２０mgまで増量したところ、自覚的には感情面での安定さが得られ、母親からもかなりの集中力がみられると評価されるようになった。

　Kさんは、ベースに存在するＡＤＨＤが見逃され、さまざまな精神科クリニック、精神科病院で治療を受けながらも、正しい診断がなされず、適切な対応がなされなかったケースである。ＡＤＨＤと軽度の知的障害によって社会的な不適応を招き、二次的に不安抑うつ状態を示し、自傷行為などの問題行動を繰り返した。

†統合失調症とADHD

　統合失調症は、代表的な「精神病」である。かつてこの病気は、早発性痴呆《そうはっせいちほう》（エミール・クレペリン）、精神分裂病（オイゲン・ブロイラー）などと呼ばれていたが、わが国においては名称が変更となった。

かつて統合失調症は、慢性的に病状が進行し回復がみられることがなく、最終的には痴呆状態（荒廃状態）に至る病気であるとみなされていた。しかし最近になって、このような考え方は改められてきている。リハビリテーションの充実や非定型抗精神病薬と呼ばれる治療薬の進歩によって、多くの人が目覚しい回復を示し、通常の社会生活を営むケースも多くなっている。

統合失調症の症状は、大きく陽性症状と陰性症状に二分されることが多い。陽性症状は、幻覚、妄想、顕著な思考障害などで、productive（生産的）な症状である。一方で、陰性症状は、感情の鈍麻、意欲の喪失、社会的ひきこもりなどを含み、以前は「欠陥」と呼ばれたものに相当する。

特に、統合失調症の症状として特徴的であるものは、幻覚と妄想である。幻覚とは、現実には存在しない事がらを感覚として知覚することである。統合失調症において、もっともひんぱんにみられる幻覚は「幻聴」である。だれもそばにいないのに人の声が聞こえ、本人を批判したり非難したりするようなことが起こる。幻聴は人の声だけでなく、物音のこともある。

こうした幻聴は、現実の声と区別されないことが多い。慢性例においては、幻聴に聞き入ってにやにや笑ったり、幻聴と会話して独り言を言ったりすることもみられる。

一方、「妄想」とは明らかに誤った内容を信じてしまい、周囲が訂正しようとしても、受け入れられない思考の内容である。統合失調症の妄想は被害的な内容が多く、「街ですれ違う人が自分を監視している」「職場に行くと皆が自分を見て噂話をしている」などという内容を訴えることが多い。

このような妄想は、しばしば患者に不安で恐ろしい気分をもたらす。特に急性期においては、自分の足元が崩れ落ち世界全体が崩壊してしまうような感覚を覚えることがあるが、これを「世界没落体験」と呼ぶ。

慢性期においては、「自分が非常に高貴な人物である」「自分は天才で、これまでに数多くの発明をしている」などといった誇大妄想がみられることがある。こうした誇大妄想がみられる場合、人格的なくずれを伴っていることがよくあり、社会生活が困難となるケースが多い。

統合失調症は、慢性疾患である。大部分は思春期から20代前半に発症し、その後数十年の長い経過をたどる。発病年齢が若年であるため、彼らの多くは高校や大学を中退してしまう。これは症状の治療のためであるが、病気の発症によって全般的な社会生活の能力が低下し、学業を継続できなくなることもみられるためでもある。

統合失調症はいったん改善しても再発しやすく、一般の就労が困難であることも多い。薬物療法の効果は大きいが、長期間服薬を続けることはしばしば困難となる。症状が回復すると、患者は服薬や通院を中断してしまうことが多いからである。重要な点は、再発を繰り返すほど症状が慢性化するとともに、回復が困難となることである。

ＡＤＨＤにおいても、統合失調症に類似した幻聴や被害妄想が出現することがある（第2章の鉄道ファンの青年の例にもみとめられた）。さらにこのような病的な体験に基づいて興奮状態を示したり、衝動的な行為に及ぶこともあり、ＡＤＨＤが見逃されて統合失調症と診断されるケースもみられている。

けれども、ＡＤＨＤにおいては、「精神病」の症状は一過性であることが多い。また、治療に関しても、長期にわたって抗精神病薬の必要がないことが多いので、慎重に診断を行うことが求められる。ここでは長く統合失調症とみなされた女性のケースを紹介したい。

†診断が難しい症例

埼玉県生まれの設楽智子さんは、専門学校を卒業してからの10年あまり、いくつかの会社を転々としていたが、最近では、精神症状が安定しないために仕事はしていない。

はじめは、幻聴が聞こえてきた。20歳のときだった。当時は旅行会社に勤めていた。特にきっかけなく、「おやめなさい」という声が聞こえてきて、予定していた列車に乗るのをやめたところ、その列車が事故を起こした。だから、幻聴ではなく神様の声だったと感じたという。

それ以降、奇妙で不気味なことが周囲で起こるようになった。何か黒い不思議なものが見えたり、結婚して新居に移ってからは、だれかに家をのぞかれたり、嫌がらせの電話がかかってくるようになった。以上のような症状は、確かに統合失調症の初期症状といっても、矛盾はない。

設楽さんは、いくつか精神科を受診した。抗精神病薬の投薬を受けたが、状態は不安定なことが多かった。受診した病院では、いずれも統合失調症と診断されている。30歳頃からは、「ごくつぶし」「金を出せ」など、自分を批判する声が聞こえるようになった。

このような幻聴は投薬でおさまったが、憂うつ感や意欲の低下が持続してみられた。このため、設楽さんはある精神科に入院となっている。このときの診断は、統合失調症から気分変調症と変更になった。気分変調症とは、比較的軽症のうつ状態が、慢性的に持続する疾患である。

入院治療によってうつ状態はおさまったが、本当に安定した状態にはならなかった。自殺衝動が強くなって過量服薬をはかり、夜間の受診を繰り返したこともあれば、調子が高くなり過活動となって、人付き合いが過多となり、ひんぱんに電話を繰り返した時期もあった。このような気分変動は、躁うつ病を思わせる症状である。

その後、10年あまり、設楽さんの状態はなかなか安定しない状態が持続した。「だれかからつけられている」「盗聴されている」などと被害妄想が活発になる時期がみられる一方、気分面の変動もひんぱんに出現し、うつ状態と躁状態を繰り返した。

躁状態のときには、頭の回転が速くなり活発に活動しゴルフにのめり込んだりしたかと思うと、急にうつ状態が増悪し自殺したいと訴えることもあった。このような状態が続くため、設楽さんは、さらに数回精神科に入院している。

40歳、ある精神科に入院したときには、躁状態だった。気分が高揚し、ナースステーションの前で延々とヨガを続けたり、絶え間なく書き物をしたり、あるいは多くの荷物をベッドの上に広げて散乱させることがみられた。

他の入院患者に対しても干渉的だった。「病棟の雰囲気をよくしよう」と言って無理にロビーにさそうこともあれば、「社長と知り合いだから仕事をあっせんしてあげる」などと余計なちょっかいを出したりもした。担当医に対しても攻撃的になり、「説明不足」と不平不満を訴えた。

その病院を退院後、設楽さんは自らADHDではないかと考え、紹介状を持ってADHDの専門外来を受診した。そこで初めて、児童期の状態が聴取された。前医での紹介状の診断は、統合失調感情障害となっていた。この疾患は、統合失調症と躁うつ病の両者の特徴を持つものとして定義されている。

あらためて問診すると、設楽さんには、小児の頃から不注意の症状がみられていた。忘れものは小学校のクラスで一番多く、またひんぱんにケガを繰り返した。そういった不注意の症状は、成人になってからも持続していた。たとえば病院を受診する際には、紹介状を持っていくことに頭がいってしまうと、保険証や財布を忘れてしまうことがひんぱんにあったという。

対人関係も苦手だった。友人をつくることはできるが、長続きしないことが多かった。自分のほうに非があることもあったが、うまくいかない理由にまったく思い当たる原因がないことも多い。自分ではよくわからなかったが、直接的な表現が多いなど言葉の使い方がきついためか、他人に誤解されることが多いようだった。

このような設楽さんの対人関係の問題は、ＡＤＨＤに特徴的なものである。ＡＤＨＤの人は、元来は人なつっこく、対人関係を苦手としない人が多い。けれども、他人に対する配慮が不十分であることが多いことに加え、約束を忘れるなど細かいミスを繰り返すことによって、長期的には対人関係を損なうことが起きやすい。

設楽さんは小児期にはっきりした多動症状は確認できなかったが、成人になってからの躁状態や過活動の症状は「多動」症状の形を変えた現れであったとも考えられる。以上のことから、設楽さんの基本的な疾患はＡＤＨＤと判断し、ＡＤＨＤの治療薬アトモキセチンの投与を開始したところ、感情面での安定性が認められ、自覚的にも落ち着いた状態が得られている。

設楽さんの統合失調症に類似した精神病の症状や、躁うつ病に類似した症状をどのように評価するのか判断が別れるところである。このようなケースでは、ＡＤＨＤによって二次的に精神症状が出現したものか、あるいはＡＤＨＤに他の疾患が合併したととらえるべきなのか、今後とも検討する必要があるが、いずれにしろ治療にあたっては、ベースに存在するＡＤＨＤを忘れてはならない。

†境界例とは？

境界例（「境界性パーソナリティ障害」）は、精神科の臨床において扱うパーソナリティ障害のかなりの部分を占めている。これは別名「ボーダーライン」などと呼ばれることもある疾患だが、特徴的な症状を示す一群である。

公式の診断基準であるDSM-5においては、この疾患は、「境界性パーソナリティ障害」と呼ばれているが、本書では、「境界例」という名称で呼びたい。というのはこの疾患は、単なるパーソナリティの問題というより、一つの「病気」とみなすべきであるからだ。境界例は生物学的には躁うつ病に近縁であるという報告がみられるが、今のところ十分な見解の一致はみられていない。

かつての境界例は、精神病（統合失調症）と神経症の中間的な状態と定義されていた。一方で、マスコミ的なイメージとして、「健常」と「病気」の中間的な存在で、微妙にずれていて現実社会にうまく適応できない人を指していることもある。

彼らは感情的に不安定で動揺しやすく、うつ状態になりやすい。長年にわたり、慢性的にうつ状態が持続するケースも存在している。自傷行為や自殺企図がひんぱんにみられ、たいていは手持ちのクスリを大量服薬をして救急病院に搬送される。しかしながら、死亡する「リスクの大きい」自殺未遂をすることはまれである。クスリを過量に飲んだ直後に、自ら救急車を呼ぶ患者もいる。

彼らの対人関係は、安定しないことが多い。心理的に他者に過度に依存するかと思うと、急に攻撃的になることもある。彼らは常に空虚感を感じており、いらいらや不快な気分が続くこともよくみられる。境界例の患者は、自殺未遂の他にも、しばしば問題行動を起こす。暴力行為、アルコールや薬物の乱用、派手な異性関係などである。

これまで述べてきたように、ADHDの患者は感情面での不安定さや衝動的な行動を起こしやすい。このため、ベースにある多動傾向や注意障害が見逃されたケースにおいては、ADHDはしばしば境界例と誤診されることがある。次に示すのは、DSM-5における「境界性パーソナリティ障害」の診断基準であるが、ADHDの示す症状と共通点が多いことがわかるであろう（図表4-2）。

†ADHDと境界例

ADHDにおいても、ASDにおいても、一部の患者においては、衝動的、短絡的な問

図表4－2　境界性パーソナリティ障害の診断基準

対人関係、自己像、情動などの不安定性および著しい衝動性の広範な様式で、成人期早期までに始まり、種々の状況で明らかになる、以下のうち5つ（またはそれ以上）によって示される。 (1)現実に、または想像の中で、見捨てられることを避けようとするなりふりかまわない努力 (2)理想化とこき下ろしとの両極端を揺れ動くことによって特徴づけられる、不安定で激しい対人関係の様式 (3)同一性の混乱：著明で持続的に不安定な自己像または自己意識 (4)自己を傷つける可能性のある衝動で、少なくとも2つの領域にわたるもの（例：浪費、性行為、物質乱用、無謀運転、過食。注：(5)は含めないこと） (5)自殺の行動、そぶり、脅し、または自傷行為の繰り返し (6)顕著な気分反応性による感情の不安定性（通常は2～3時間持続し、2～3日以上持続することはまれな、挿話的に起こる強い不快気分、いらだたしさ、不安） (7)慢性的な空虚感 (8)不適切で激しい怒り、または怒りの制御の困難 (9)一過性のストレス関連性の妄想様観念または重篤な解離症状

題行動を繰り返す。このため、境界例と診断されることはまれではない。特にADHDにおいては、境界例との類似性が大きい。

また単に似ているというだけではなく、ADHDと境界例が合併していると考えられる症例も少なからず存在している。結論はでていないが、両者のメカニズムには、共通したものがあるのかもしれない。

過去の研究の結果を見てみよう。スペランザらは、85例の成人の境界例患者を対象として、ADHDの診断にあてはまるか検討を行った。この結果、9例（11％）がADHDの診断に該当し、ＡＤＨＤの合併例においては破壊的な行動の比率が高かったと報告している。さらにプラダらは、ＡＤＨＤ、境界例、ＡＤＨＤと境界例の合併例を対象として、各群の精神症状について比較した。ＡＤＨＤ群、ＡＤＨＤ・境界例合併群においては、境界例群、健常群と比較して、衝動性が有意に高かった。また、ＡＤＨＤ・境界例群においては、物質乱用・依存の頻度と攻撃性が高かった。

ベルナーディらは無作為に抽出した3万４０００人以上の成人を対象として、直接面接によって、ＡＤＨＤと他の精神疾患の併存について調査した。この結果、健常者（ｎ＝３３８４６）と比較してＡＤＨＤ（ｎ＝８９７）においては、気分障害、不安障害などの他、パーソナリティ障害の頻度が高かった（図表４－３）。特に境界例はＡＤＨＤの33・69％で認められ、パーソナリティ障害の中で最も高頻度であった。

フィリップソンらは、60例の成人ＡＤＨＤにおける境界例様の症状について「境界例症状リスト（Borderline symptom list：BSL）」を用いて評価し、年齢、性別をマッチさせた境界例および健常者の所見と比較した。この結果、ＡＤＨＤにおけるＢＳＬの合計点は、境界例と健常者の中間的な得点であったとしている。

図表４－４には、各群におけるＢＳＬの許価項目、の平均値を示した。ＡＤＨＤと境界

図表4－3　ADHDと一般人口でみられる精神疾患の比率

	ADHD	一般人口
人数	897	33846
アルコール使用障害	57.01%	33.97%
薬物使用障害	35.68%	11.39%
気分障害	60.50%	23.13%
不安障害	60.74%	27.24%
精神病性障害	8.81%	2.97%
パーソナリティ障害	62.79%	20.46%

図表4－4　ADHDにおける境界例症状

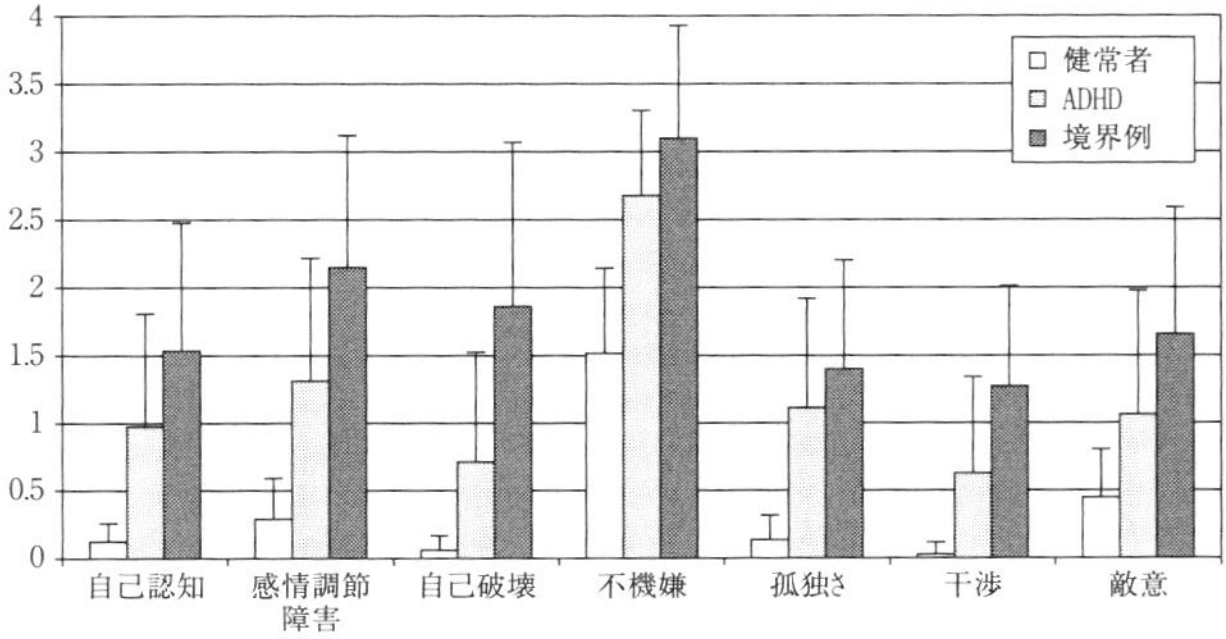

例を比較すると、「自己破壊（self-destruction）」、「感情調節障害（Affect dysregulation）」の項目において両群の差は大きく境界例で高得点であったが、「孤独さ（loneliness）」の項目において両群の差は小さかった。全体としてみれば、ＡＤＨＤは、境界例と健常者の中間的な値を示している。

以上のように、ＡＤＨＤは境界例と症状面での共通性が大きく、両者が併存していると考えられるケースも少なくない。けれどもその類似性は、表面的なものに過ぎない可能性も大きい。本稿の症例に示すように、臨床の現場では、衝動性、攻撃性などの境界例的な症状に目を奪われ、本来のＡＤＨＤに対する評価が不十分になることがしばしばみられるので、十分な注意が必要である。

†工場勤務の青年

本来はＡＤＨＤでありながら、境界例など他の精神疾患と誤診されたケースをここで取りあげたい。Ｊさんは、幼児期、学童期に不注意と多動傾向がみられ、よく物をなくし、気が散りやすい子供だった。飽きっぽさとのめり込みやすさの両方があり、一つのことにのめり込むと周りが見えなくなることがよくあった。対人関係は比較的良好で、友人は多かった。このようなJさんの症状は、ADHDにあてはまっている。

一方で、Jさんは正義感が強く、リーダー格の相手に対しても屈せずに強く注意をするため、そのことがきっかけとなり、いじめに遭った時期がみられた。成績は平均程度であったが、試験に向けて計画して勉強することができず、毎回一夜漬けだった。

高校卒業後は、家業の自動車修理工場を手伝うために技術系の専門学校へ進学した。Jさんは、複雑な工程を覚えることや手先の器用さを必要とされる作業が苦手だった。そのため、作業は他の人の3倍程の時間がかかった。

卒業後、親のつてで技術職として大手の自動車メーカーに勤務したが、なかなかなじめなかった。上司から技術力の低さを指摘されたことに加え、たまたま同時期に、会社内でリコールをめぐるトラブルが起きたために精神的に不安定な状態となり、自宅で興奮することがひんぱんになった。

このため会社は退職して家業の修理工場を継ぐこととなったが、その仕事もなかなかうまくいかなかった。実家では、顧客からの依頼品を損傷してしまったり、職場でボヤ騒ぎを起こしたりとミスが続いた。さらにそれを叱責する家族との関係も悪化し、2年あまりで仕事を辞めている。それ以後、Jさんは実家の敷地の中にプレハブの小屋を立ててもらい、そこで生活をしている。近くに住む家族ともほとんど口をきくことはなく、現在まで無職で、引きこもりに近い生活を続けていた。

†症状の経過

前述したように、Jさんには、小児期から多動および不注意症状がみられたが、医療機関などに相談や受診はしていない。3歳ごろ、1人で勝手に家の外を徘徊するため、家族が心配したことがあった。

会社に就職した直後より、感情面での不安定さを訴え、誰にも相談せずにある心療内科を受診した。だがそこでの説明に納得ができず、別の精神科病院を受診したところ、今度は統合失調症と診断された。治療薬として抗精神病薬を服用したが、手の震えなど副作用が出たため、服薬を自己中断している。

その頃勤務先でのトラブルも重なり、家庭内での器物破壊などの暴力行為が増加した。24歳、自宅において激しい怒声を繰り返していたため、隣人の通報により警察により保護され、ある精神科病院に入院となった。

入院後は短期間で興奮状態は安定したため、統合失調症という診断は否定され、境界例に診断が変更となった。退院後は、作業所への通所をすすめる主治医の対応に違和感を覚え、他のクリニックに数年にわたり通院してから、当院の専門外来を受診した。この間、同じ敷地内に住みながら、家族とはほとんど没交渉だった。

初診時の本人の主訴は、「アイデアが飛躍しすぎる」「話を人にピンポイントで発言できない」「言いたいことをうまくいえずに、的外れなことを言ってしまう」というものだった。

外来で、生育歴を含めた病歴聴取を詳細に行ったところ、幼少期から現在に至るまで、一貫して不注意と多動・衝動性が認められ、ＡＤＨＤと診断された。Ｊさんは、長期にわたり引きこもりに近い状態であったため、社会性の回復を目指して、薬物療法を再開するとともに、デイケアへの通所を開始した。

当初は、デイケアの場面でも落ちつかず、周囲の人の動きを絶えず気にしていた。プログラムの内容や自分の振る舞いに対する確認行為も頻回に出現した。本人の訴えに対して、すぐに職員が対応できないときなどには、肩や目の痛みなど身体症状を訴えることが何度かみられた。

一方で、Ｊさんの対人折衝能力は高く、友人をつくることは容易にできたが、その一方で、プログラム中に雑談をする参加者に対し、すぐに注意をするため雰囲気を壊したり、また話合いや作業では完璧主義的に遂行しようとし、それを他者に強要しようとしたりするため、反感を買うことも起きた。このように、周りの様子を考慮せずに、一方的に事を進めようとするのは、ＡＤＨＤの人に特徴的な一面である。

また気に入った事柄に過剰な集中を示すこともあり、デイケアでの作業を家に持ち帰り昼夜を問わず取り組み、睡眠を上手に取れないこともみられた。こうした状態が続くと体調不良となり、精神的な不安定さにつながりかねないが、自己コントロールは難しかった。

その後、Ｊさんは、デイケアにおいてＡＤＨＤのための専門プログラムに参加した。ここで、心理教育と認知行動療法を通し、徐々に「やることが多いと頭が忙しくなる」「睡眠をしっかり取り症状を安定させることが重要」「衝動的に発言したくなるときは、深呼吸する」など、自己認知の向上や社会生活における対処法を獲得することができた。

ＡＤＨＤグループという同質で決まった参加者で施行されるグループにおいては、予期しない刺激が少ないため、Ｊさんは、比較的落ち着いて学習できたようである。この時期に行った知能検査であるＷＡＩＳ-Ⅲでは、全検査ＩＱ81、言語性ＩＱ89、動作性ＩＱ75であった。この結果は正常下限の値であり、元々のレベルより多少レベルダウンしていると考えられた。

Ｊさんの例では、ＡＤＨＤ特有のエネルギーの高さと対人能力から、自ら行動を拡大するものの、大量の刺激を処理できずに、結果的に精神症状、身体症状が悪化する傾向がみられた。Ｊさんは、これまでの病院においては、ＡＤＨＤは明らかにならず、統合失調症、境界例などと診断されているが、これらは明らかに誤診であった。

Ｊさんは、内面の混乱が訴えや怒りとして表出され、ひんぱんではないが、激しい興奮に至ることもあり境界例と類似した状態を示すこともあったが、感情的な混乱や怒りは長時間続くことはなかった。この点は境界例において、他者への操作性や依存欲求が持続的にみられるものとは異なっていた。けれども長年にわたって社会適応が不良な状態が続いており、引きこもりを脱して就労を目指すには、リハビリテーション的な訓練が必要なケースであった。

このＪさんの症例のように、ＡＤＨＤの一部においては、社会適応が不良となり、長く続く引きこもり状態がみられることがある。こうしたケースにおいては社会復帰をあせらずに、デイケアや就労訓練を利用しながら、社会生活に慣れていくことが求められる。

第5章 ADHDとASD

＋ASDとは？

ＡＳＤ（自閉症スペクトラム障害）とは、以前はＰＤＤ（広汎性発達障害）と呼ばれた疾患の総称である。この中には、「自閉症」や「アスペルガー症候群（アスペルガー障害）」などが含まれている。

ＡＳＤにおいては、知的障害（精神遅滞）を伴うケースもみられるが、成人期に問題となる例の大部分は、知的レベルは正常かそれ以上のものが多い。中には、ＩＱが非常に高いケースもみられる。

ＡＳＤの基本的な症状としてあげられるのが、「対人関係における相互的反応の障害」と「同一性へのこだわり」である。前者は、他者と自然に反応する能力の障害であり、「相手の心情を、表情や言葉のニュアンスから察することが難しい」ことや「場の雰囲気を読むことができない」というものである。

後者については、特定の対象に対して強い興味を示したり、反復的で機械的な動作（手や指をばたばたさせたりねじ曲げる、など）がみられる。さらに、こだわりが強いために、状況に応じた柔軟な対応ができないことが多い。これに加えてＡＳＤにおいては、特定の感覚刺激に対する過敏さがみられることもある。

ＡＳＤにおいては、対人関係などその場の状況に応じて対応が必要とされる状況は不得手である。その一方で、数字の記憶やカレンダー計算、パズルなど一定のルールのある作業は得意とすることが多い。

児童精神科医の本田《ほんだ》秀夫《ひでお》氏は、軽症の成人ＡＳＤのイメージを次のように記載している。このような人物は、われわれの周囲にもいそうである。

雑談はあまり好まず、自分に関心のある話題に限局しがちである。関心のない話題ではあまり周囲に合わせようとせず、興味がないことが露骨にわかってしまう。関心のある活動には他者の目を気にせずに熱中する。

状況判断能力に乏しく、場違いな言動で周囲をハラハラさせることや、空気を読まないと評されることがしばしばある。他者の考えに無頓着で、自分が他者からどのように思われるかも気にしない……

（本田秀夫『子どもから大人への発達精神医学』金剛出版）

一見したところ、前記のような点を主な症状とするＡＳＤと、多動や不注意を中心とするＡＤＨＤは、異なる疾患であることは明らかなように思える。ところが、実際の臨床場面では、両者の症状を同時に示すケースや、両者が合併していると考えられるケースも少なくない。この章においては、ＡＤＨＤとＡＳＤの関連について、実際のケースを示しながら検討を行いたい。

†ＡＳＤの診断基準

図表５－１には、ＤＳＭ-Ⅳにおける ＰＤＤ（広汎性発達障害）の診断カテゴリーを示した。また、図表５－２にＤＳＭ-５におけるＡＳＤ（自閉性スペクトラム障害）の診断基準を示した。

最近刊行されたＤＳＭ-５においては、過剰診断の傾向が指摘されていた広汎性発達障害の概念を狭める目的で、これまでの「広汎性発達障害」に代わって、「自閉症スペクトラム障害」という新しい概念が採用された。ＤＳＭ-５の前のバージョンであるＤＳＭ-Ⅳでは、「アスペルガー障害」「特定不能の広汎性発達障害」など軽症や非定型的な疾患が

図表5－1　広汎性発達障害（DSM-IV）

299.00	自閉症障害
299.80	レット障害
299.10	小児期崩壊性障害
299.80	アスペルガー障害
299.80	特定不能の広汎性発達障害

図表5－2　DSM-5における自閉症スペクトラム障害（ASD）の診断基準

以下のA, B, C, Dを満たしていること。
A：社会的コミュニケーションおよび相互関係における持続的障害（以下の3点で示される）
1．社会的・情緒的な相互関係の障害。
2．他者との交流に用いられる非言語的コミュニケーション（ノンバーバル・コミュニケーション）の障害。
3．年齢相応の対人関係性の発達や維持の障害。
B：限定された反復する様式の行動、興味、活動（以下の2点以上の特徴で示される）
1．常同的で反復的な運動動作や物体の使用、あるいは話し方。
2．同一性へのこだわり、日常動作への融通の効かない執着、言語・非言語上の儀式的な行動パターン。
3．集中度・焦点づけが異常に強くて限定的であり、固定された興味がある。
4．感覚入力に対する敏感性あるいは鈍感性、あるいは感覚に関する環境に対する普通以上の関心。
C：症状は発達早期の段階で必ず出現するが、後になって明らかになるものもある。
D：症状は社会や職業その他の重要な機能に重大な障害を引き起こしている。

広汎性発達障害に含まれていたが、DSM-5においては、より典型的なケースに限定して診断をつけるという考え方が基本となっている。

自閉性スペクトラム障害という概念は、健常者から重症の自閉症までを連続体（スペクトラム）としてとらえる考え方である。健常者と自閉症者の中間的な領域にいる人たちは、『自閉症発現型（BAP：Broad Autism Phenotype）』と呼ばれることもあった。

このスペクトラムという考え方は、さまざまなレベルの自閉症的な特性を持つ個人が存在していることを意味している。ここでは詳細は述べないが、「障害」が認められない「非障害性のASD」という考え方も提唱されている。

ASDとADHDの関係については、DSM-5においては、新たに両者の重複診断が認められた。この点は、やや事情が複雑である。というのは、生来、両者が合併していると考えられるケースが存在する一方、見かけ上症状が類似していると考えられるケースも多いためである。

†ADHDとASDの併存

図表5-3に、ライフサイクルからみたADHDとASD（PDD）の類似点と相違点

を示した。この図表5-3にあるように、診察室で観察される、あるいは家族等から語られる問題行動には、両者の類似点が多い。川谷らはADHDからPDD（広汎性発達障害）に診断変更された症例について、精神症状の特徴を検討した。当初ADHDと診断された201例のうち、66例（33%）に診断変更が行われており、その多くのケースで言語発達の遅れと多動症状がみられた。また、知能指数が85以上の知的障害のないケースが過半数を占めたとしている。

この研究と同様に、ADHDとASDあるいはPDDの鑑別診断の困難さについて言及した研究が、最近になっていくつか報告されている。ジェンセンらは、児童精神科に紹介されPDDNOS（特定不能の広汎性発達障害）と診断された19例のうち14例（74%）が、当初はADHDと診断されていたとしている。

吉田らは、高機能のPDD53例のうち36例（68%）がADHDの診断基準（DSM-Ⅳ）をみたし、不注意優勢型が多かったと報告した。ゴールドシュタインらもPDD27例のうち16例（59%）がADHDの診断基準（DSM-Ⅳ）を満たし、サブタイプでは混合型が9例、不注意優勢型が7例であった。このように、ADHDとASD（PDD）は症状における類似性が大きく、診断が難しいケースもたびたびみられる。

またストルムらは、高機能のPDD101例の精神症状を検討した結果、95%に注意障害があり、50%に衝動性の問題があると報告した。この結果は、PDDとADHDにおける精神症状の類似性を示している。シンティッヒらは、83人のASDの児童を対象とし、彼らがDSM-ⅣによるADHDの診断基準を満たすかどうか検討を行った。この結果、対象患者の53%はADHDの診断基準に合致し、多動とコミュニケーションの障害、不注意と常同行為に関連性がみられたとしている。

以上の報告のように、高機能のASD（PDD）にはADHD様の症状が高頻度に認められることは明らかである。図表5-4には、成人のASDにおいて合併する精神疾患の生涯にわたる有病率を示した。この表は、ASD患者122例を対象としたホフバンダーらの研究の結果を示したものである。この研究においても、ASDにはADHDが高率に併存していることがわかるであろう。

診断にあたっては、多動や衝動性といった外からとらえやすい行動とは異なり、ASDで認められるコミュニケーションや対人関係の問題やこだわりの強さは見逃されやすい。このような問題は、学校や職場など他者との関係性を持つ状況でより明らかとなる。診察室などにおいては、多動、衝動性や不注意といったADHDの特性のほうが把握しやすい

図表5-3　ライフサイクルからみたADHDとASDの類似点と相違点

ライフサイクル	ADHD	ASD
妊娠中	子宮を蹴る動き、胎動が激しい	
乳児期	非常に手がかかる	まったく手がかからない
	睡眠障害	
	よく泣いて、なだめることが難しい	
	食事が習慣化しにくく、偏食傾向が目立つ	
幼児期	好奇心旺盛、興味が尽きない	不安・恐怖感が強い、偏った興味や知識
	感覚にときに過敏	感覚過敏
	一つの遊びに集中できない	繰り返す、広がらない遊び
	ひとなつこい、物怖じしない	一人でいることを好む、人なつこくみられることもある
	指示に従わない	
	かんしゃくが強い	
	ともかくじっとしてない	
	トイレなどの発達課題の達成が遅い	
	睡眠障害	
	言葉の遅れ	
	家族が対応困難と感じている	
学童期	怒りをあらわにしやすい	感情の表出が苦手、わかりにくい
	最後まで課題に取り組めない（根気が続がない）	最後まで見届けないといられない（融通が利かない）
	容易に注意をそらす、うわの空	
	注意を保ち続けるのが難しい	
	衝動的である	
	友人と円満な関係性を保つことが難しい	
	じっとしていられない	

出典：齊藤万比古編『注意欠如・多動性障害――ADHD――の診断・治療ガイドライン』（じほう）より田中康雄氏の図をもとに作成

図表5-4　ASD成人患者における合併精神障害の生涯有病率

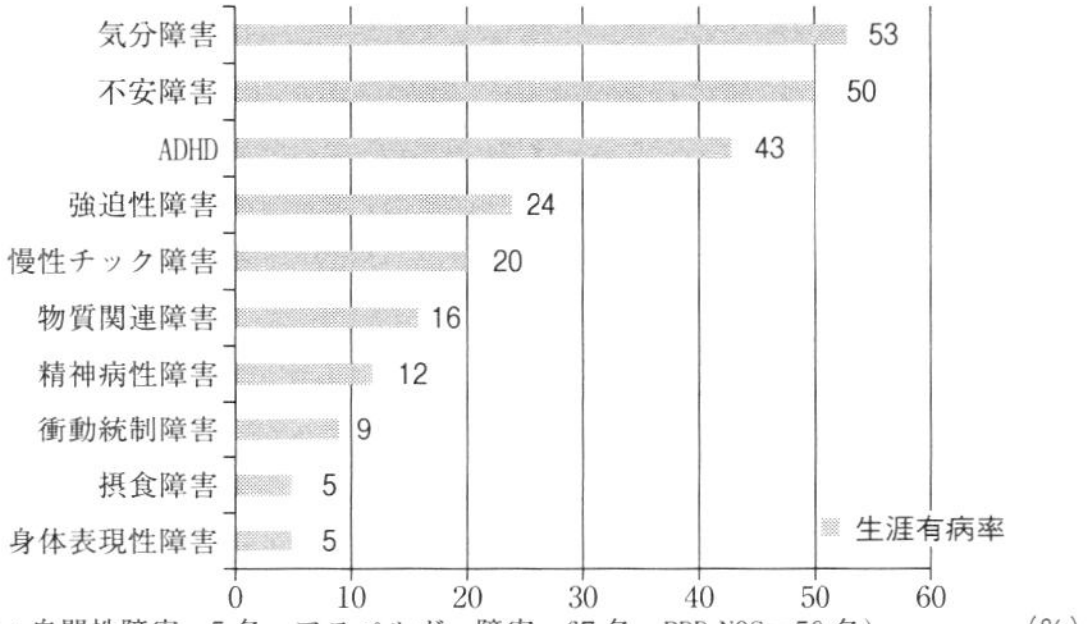

（n＝122：自閉性障害＝5名、アスペルガー障害＝67名、PDD NOS＝50名）

出典：神尾陽子　www.ncnp.go.jp/nimh/jidou/training/trainingH25_2_1.pdf を一部改変

ため、ASDの特徴を見逃さないように注意が必要である。

したがって、発達障害の診断にあたっては親や教師、同僚などの発言や、さまざまな観察場面を検討することが求められる。ADHDを診断する際にASDの症状を慎重に調べ、もしASDの診断基準を満たすのであれば、重複診断となるケースも存在している。本章では、ADHDとASDの両方の症状を示したケースや鑑別が困難であったケースについて紹介したい。

†引きこもりの青年

静岡県生まれの田中圭吾さんは、幼児期の頃から変わった子供だった。母親の記憶によれば、あやしてもあまり笑わないし、声も出さない。また、なかなか視線を合わせることがなかった。それに加えて癇《かん》が強く、動きが多くていつも身体を動かしていた。

保育園に入ってからも、ぐずってなかなか登園しようとしなかった。落ち着きがなく、じっとしていられないことが多かった。保育園に行きたがらず、母親が抱きかかえ無理に連れて行ったこともあったが、結局、いつまでたっても嫌がることが続き、結局通園することはあきらめた。

小学校にもなかなかなじめなかった。当初から登校拒否がみられたが、母親が一緒に登校し、少しずつ学校に行けるようになった。何日かかかり、やっと校門に入れたが、教室に入れるまでしばらく時間が必要だった。

高学年になってからも、頭痛や頻尿のために、学校を休むことがたびたびみられた。だが、病院に受診しても、異常はみられなかった。学校ではよく忘れものをした。また不注意でひんぱんにころんでけがをした。

田中さんは小学校に登校した日は、家でいらいらして不機嫌になることが多かった。友達関係は少なく、一人で家にいることが多かった。友達と一緒に遊んでいても、いつの間にか、一人でいることがあった。電車が好きで、電車や駅の名前をよく覚えていた。また何事にも神経質で、自分の持ち物に他人がさわるのを嫌がった。

学校の成績は中位から下位で、どちらかというと勉強は苦手だった。5年生ごろからは、学校を休む日が増えた。担任の教師は家庭訪問を繰り返すなど熱心に対応してくれたが、あまり効果はなかった。

中学ははじめの数日通学したが、その後まったくの不登校になった。朝になっても起床せずに、終日布団の中で過ごすようになる。心配した親が県立病院の小児科を受診させ、病院の院内学級への入学を決めている。院内中学の1年目は、登校、不登校を繰り返したが、2、3年になると、ほぼ休まず登校することができた。あい変らず友人関係は希薄だったが、課外授業などにも参加し、担任とも良好な関係を持てるようになった。

高校は通信制に入学した。この時期はスクーリングを大過なく過ごして卒業した。その後は福祉関係の専門学校に入学した。専門学校には休まずに通学したが、対人関係が苦手で、友人の輪に入れなかった。

卒業後は、高齢者の介護施設に就職している。家族からみると、元気に通勤しているようにみえたが、2か月目で突然行かなくなり、辞めた理由も言わず自室に引きこもった。その後、何度か老人ホーム、老人保健施設などにスタッフとして勤務したが、いずれも長続きしなかった。

田中さんは理由も言わずに仕事を辞めてふてくされ、自室に引きこもることを繰り返したのである。そういうときはいらいらして興奮しやすく、家族に対して暴言を吐き、物を投げつけて家具や窓ガラスを割ることもあった。

その後も最近までの数年間、田中さんは引きこもりと短期間の就労を繰り返し、生活ぶりには大きな変化はみられていない。本人は、自分自身の問題を次のように述べている。

「物事がはっきりしてないと嫌で、うやむや状態だと色々考えてしまい、だんだん混乱してくる。あいまいな指示はわからない事が多く、トラブルになることがある。冗談を言われても通じないことがあり、イライラしやすい」

「日常生活では、ルール通りに守られてないと許せない。たとえば、車の運転で、前方の車にギリギリでウインカーを出すような危険な運転をされると、トラブルになりがち。道を譲って、お礼を言わなかったりしても同様」

「細かい点でこだわりが多い。調理器具など洗う過程でしっかり洗われてないと気が済まない、ナマモノとかを触ると、絶対に手を洗わないと嫌。神経質で、人の多い場所は、あまり好きでない。人の視線を感じるのが嫌で、外で背後に人が歩いていると気になって仕方がない。このため、普段はウォークマンを聞きながら歩き、音を遮断しているが後ろをよく振り返る」

田中さんの主な症状は対人関係における障害であり、小児期より成人になるまで、安定した人間関係を築けていないことが続いている。また、軽症であるが、強迫的な症状（不潔恐怖の症状など）もみられることから、診断的にはＡＳＤと考えられる。

もっとも、幼児期から小児期にかけての症状は、ＡＤＨＤの診断基準に合致する内容が出現していた。子供の頃から扱いが難しく、「癇が強い」「動きが多くていつもじっとしていない」などの症状は多動症状と考えられ、また不注意の症状もみられている。したがって、診断的にＡＤＨＤが併存していたとみなすことも可能である。

けれども、田中さんにみられたＡＤＨＤ様の症状は、ＡＳＤの症状が形を変えて現れたものとみなすのが妥当だろう。ＡＳＤにおいては、「じっとしていられない」「話がとぶ」「順番や話に割り込む」など多動、衝動性を示すことがあるが、これは、他者への意識の希薄さや無頓着であることの現れであることが多い。つまり、ＡＳＤにおける社会性の障害が、「多動」や「衝動性」としてみられるわけである。また忘れ物が多かったり、そそっかしい行動が多くみられたりした点は、周囲に対する関心の薄さによると考えられる。

田中さんの社会適応は良好とはいえなかったが、介護職などの仕事を続けていた時期もみられることは、ある程度の対人関係の能力を持っていたことを示しており、ＡＳＤとしては比較的軽症であると考えられる。けれどもブランクが長引いたこともあり、今後の社会復帰のためには、ＡＳＤであることを職場に明らかにして就労することが望ましい。

†人気者のＡＳＤ患者

神奈川県生まれの松下義雄さんは、子供の頃から対人関係を苦手にしていた。幼児期には友達と遊ぶことをしないで、一人でいることが多かった。思い返してみても、公園でだれかと遊んだという記憶はほとんどない。父の実家にいるときには、一人で外を眺めたり、行きかうバスをじっと見ていたりした記憶がある。家の近くの陸橋に行き、通り過ぎる電車を眺めていることも好きだった。

幼稚園では、一人ポツンといることが多かった。行動面では、不注意でそそっかしかった。アパートの近所の家で手を振り上げた拍子に、棚が落ちてしまい、ステレオやレコードが落ちて、大泣きをした記憶がある。

両親は自分のことを心配して、就学前に区の教育センターに相談に行ったことがあったが、具体的な指導は受けなかった。小学校では、嫌な出来事ばかりがしばらく続いた。友達からぶたれる、用水路に落とされる、集めていた切符を脅し取られる等のいじめをひんぱんに受けていた。

その当時は、どうしていじめを受けるのか、まるで理由がわからなかった。悔しくても、自分の気持ちを言うことができずに、泣いてばかりいた。学校では、音楽・体育などの実技系はリズム感がなく不器用で、不得意だった。本人の記憶によると、忘れ物をすることが多く、文房具などをよくなくした。

3年生になるといじめは少なくなったが、相変わらず消極的で、友達はなかなかできなかった。4年生になってからは多少は活発となり、友達を家に呼んで遊んだり、休日に外出したりするようになった。

当時は時間があると、時刻表を読み漁っていた。電車が好きで、よく一人で乗って、出かけていた。フリー切符で20駅以上途中下車をして入場券を集めたこともある。その時、電車の中でくつろいでいたら家出人と間違えられ、駅員から話を聞かれた記憶がある。
5、6年生になっても、友人関係をつくるのに時間がかかり、みんなで馬乗りやボール競技などをするよりも、校庭から一人ポツンと電車や乗り物を見ていることが多かった。
その代わり、近くの公立図書館に行くことが好きだった。いつも大人の閲覧室から本を借りていたため、職員から子供室の本を借りるようにと注意されたことがあった。好きな分野の読書には、ついのめり込む傾向がみられた。

中学時代にもよくいじめに遭い、一人でいることが多かったので、あまりよい思い出はない。高校入学後は、電車通学になった。毎日乗った電車の運行番号や編成番号を必ずメモにとった。そのメモをたまたま見た駅員が細かい記載にびっくりしていた。相変わらず時刻表が好きでよく買って集めていた。

高校生活では、相変わらず一人ポツンとしていることが多かったが、図書委員となり、図書室の蔵書点検を意欲的に行った。また図書室の司書とは、数少ない友達になった。

高校卒業後、松下さんは、印刷会社、経理事務所などいくつかの職場に勤めている。仕事の内容は、一般事務が中心だった。学生時代と同様に人間関係は苦手で、それが原因で長続きしないことが多くみられた。

松下さんは、精神的に不安定となり仕事を休んでいたとき、ある精神科クリニックを受診した。そこでは、適応障害と診断されている。本人はその診断名に納得せず、自らADHDではないかと精神科の専門外来を受診した。松下さんは子供の頃からそそっかしく、忘れ物や落し物などが多かったため、自分ではADHDではないかと考えたのである。

けれども、松下さんの主要な問題は、小児期から現在に至るまで対人関係の問題であった。松下さんは一見すると人なつっこいところがあり、職場などで人気者となることもみられ、必ずしも対人関係に重大な問題があるようにはみえない。

けれども、他人に対する気配りや「場の雰囲気を読む」ことが苦手であり、長期的に安定した関係を築くことは不得手で、これが不適応の原因となっていた。以上のことから、松下さんの診断はASDで、ADHDの症状は副次的なものであると考えられた。

†うつ病として紹介されてきた女性

竹中明美さんは、長期間うつ病として治療されていた。長年担当していた主治医が、なかなかうつ状態の改善がみられないことからアスペルガー症候群を疑い、発達障害の専門外来を受診することになった。

竹中さん自らの訴えは、「育児や料理ができない。調味料の数が多いと混乱して、メニューが立てられない」というもので、この内容からはADHDが疑わしい。本人の話では、自分ではうつ病だと思って病院に通っていたが、担当の医師から「うつじゃないかもしれない、発達障害かもしれない」と言われたので、専門外来を受診したという。「集中力が持てない。すぐ忘れる。片付けができない」という訴えもみられた。

竹中さんの症状は、彼女を取り巻く状況により変化しやすかった。状況によっては普通に仕事をこなして適応できていたこともあるが、周囲の環境が厳しくなると不適応になりやすく、さらに、不適応が続くとうつ状態になることを繰り返していた。特に育児はかなりの負担になっており、ストレスが強く、育児と家事の両立ができない状態となった。

児童期の状態をたずねると、多動傾向がみられ、「鉄砲玉」と言われて動きがかなり多かったという。忘れ物もよくみられたことに加えて、授業参観のときにじっとしないで一人でうろうろしていて恥ずかしかったと母親から聞かされていた。

このように、竹中さんは、小児期から多動と不注意の症状がみられることから診断的にはＡＤＨＤである。一方で、思春期以降、次第に対人関係が苦手になり、友達や仕事の同僚とうまく付き合えなくなっている。

専門学校を卒業した後は、いくつかの仕事についたが、いずれも長続きしなかった。仕事はある程度はこなしていたが、ミスをよくしたり、周囲のペースについていけなかったりするために辞めるようになることが多かった。30代には、貿易会社に一般事務として勤務していた。小さな会社で、社長が面倒見がよい人だった。この会社では、社長が彼女のミスをフォローしてくれたので居心地がよく、7年間続けることができた。

竹中さんは、結婚を契機に仕事を辞めている。元々家事は苦手だったが、出産をしてからさらに家事が負担になった。生まれた長男には発育の問題があった。言葉の発達が遅れ、こだわりが強く、回転するものを見つめるのが好きで、換気扇などを何時間も飽きずにじっと見ていることがあった。長男は診断的には、ＡＳＤである可能性を指摘されていた。

竹中さんは小児期から多動および不注意の症状がみられ、成人してからは多動傾向はみられないものの、不注意による仕事のパフォーマンスの低下が問題となっていた。これらは、ADHDとして典型的である。だが、竹中さんの担当医は、彼女に対人関係の障害がみられること、長男がASDと考えられることからアスペルガー症候群を疑っていたが、これは誤った判断であった。

このように、成人になって対人関係の障害から不適応をきたしているADHDのケースは、アスペルガー症候群などASDと診断されやすい傾向がある。さらに本人も、自分はASDだと信じている場合も多い。このようなケースにおいては、ADHDという正しい診断を見抜くことが治療のためには重要である。

†営業職の男性

井原左京さんは現在30代の後半で、建設会社の営業職をしている。幼い頃の井原さんは、3〜4歳ごろまでほとんど言葉を発することをしなかったため、幼稚園の教師から親が呼び出されて、自閉症ではないかと指摘を受けている。

けれどもその後の発育は順調で、「変わりもの」と言われることはあったが、大きな不適応はみられなかった。小学校時代には、多くはないが何人か友達はできた。井原さん本人は、「他の人の話していることの意味がよくわからない」「先生の話を、メモを取りながら聞くことができない」「自分の話を他の人にうまく伝えられない」と常に感じていた。

一方で、好きなことには、かなり熱中する傾向がみられていた。また多動症状もみられ、「落ち着きがない」「もう少し辛抱することが必要」などと、小学校の通知表に担任によって記載されている。

専門学校を卒業した後は、経理事務所での勤務をへて、現在の不動産会社に転職した。学校時代から、さらには就職してからも、井原さんは仕事がうまくいかないことを悩んでいた。まず、同時並行にいくつかの物事を処理することが苦手だった。たとえば、自ら作業をしているときに客から電話がかかってくると、混乱して何をしているのかわからなくなることが多かった。

これに加えて、自分の考えを説明することも不得手だった。会社でプレゼンをするときなど、焦って困惑してしまい、事前に準備をしていても何をしているかわからなくなってしまうのだ。このような状態のため、他人の前では過度に緊張してしまう傾向がみられて、仕事上でのミスが絶えなかった。

日常生活でも不注意な傾向が強く、時計などの私物をなくしたり、約束を忘れたりすることがしばしばだった。今でも、周囲から落ち着きがないと指摘されることが多く、職場でじっと席に座っていられなかったり、体を動かしたりすることがたびたびみられている。

井原さんは、NHKのテレビ番組を見て、自分が発達障害ではないかと精神科の専門外来を受診した。診察室での井原さんは、緊張しているとともに落ち着きがなく待てない様子で、ともかく自分の話をしないと気が済まないという様子だった。

医師の質問をきちんと聞く余裕がなく、相手の話が終わらないうちに、待ち切れない様子で話し始める。そのような状態であっても、礼を失しているというよりも、むしろ「幼い」という印象が強かった。

井原さんには、ASDとADHDの両方の症状が認められている。小児期から言語発達の遅れと対人コミュニケーションの問題がみられ、またこだわりの症状も認められている。これらは、ASDに特徴的な症状である。また多動傾向と不注意の症状に関しても児童期から確認されており、これらはADHDの診断基準を満たしている。

学生時代、また就職後も適応レベルは良好とはいえなかったが、井原さんはある程度の社会生活は継続することができていた。本人の主な訴えは、対人関係の問題ととらえることもできるが、むしろベースにあるのは「不注意」の問題であると考えると理解しやすい。井原さんの場合、「注意障害」の症状のために、「人の話が聞けない、聞いているつもりでも、中味が抜けてしまう」ことがしばしば起こり、このために対人関係を損なっていたと考えられる。また、「マルチタスクが苦手」「がまんができずに衝動的に話をしてしまう」などの特徴は、ADHDに特徴的なものである。

このように考えると、井原さんの症状のベースはADHDであり、ASDの症状は二次的に出現したものか、ADHDとASDが併存していたとみなす場合でも、ASDは比較的軽症であると考えるのが適当であろう。

井原さんに対しては、治療薬として精神刺激薬であるメチルフェニデート（コンサータ）を投与し、仕事を続けながら経過をみることとなった。薬物療法は効果があり、井原さんの注意力、集中力は改善し、仕事のパフォーマンスも以前より良好なものとなっている。けれども、上司や同僚からの信頼を回復するには、まだ時間がかかりそうである。

†ADHDとASDの区別

ここまで述べてきたように、ADHDとASDは症状面における類似性が大きく、両者の区別が困難であるケースも少なくない。その中には、両者が併存していると考えられる例もみられるが、単に見かけ上類似していると考えられるケースも少なくない。つまり、ＡＳＤにみられる社会性の障害を、ＡＤＨＤの不注意による障害と誤解している場合や、ＡＤＨＤの衝動性を社会性の未熟と誤解しているケースなどである。

ここでは、両疾患で共通してみられる行動上の特徴に関して、それぞれの疾患の問題点から解釈を行った結果を述べたい（以下の内容は、京都大学の十《と》一元三《いちもとみ》教授の示唆による）。

（1）「毎回し忘れる、毎日目にして気づかない」

日常生活や仕事において、毎日必ずしなければならないことは少なからずある。たとえば、出社時に会社でタイムカードを押すことなどがあげられる。ＡＤＨＤでは、タイムカードの押し忘れは、不注意に起因するものであるが、ＡＳＤでは、この行動が社会的に重要であるという認識が欠けているために起こる。

（2）「話し出すと止まらない」

発達障害の患者では、周囲にかまわず一方的に自分の考えを主張したり、興味のある分野の話ばかりする人がしばしばみられる。ＡＤＨＤにおいては、これは衝動性の現れであり、思いついた事を言わずにおられないことが原因である。一方、ＡＳＤでは、自分が自由勝手に話をしていいのかどうか、状況を認識できていないために起こることが多い。私の担当患者でも、外来の受診時に、自分の好きな80年代のアイドルのエピソードを延々と話し続けるＡＳＤの人がいた。

（3）「話がとぶ」

前項と関連するが、発達障害の人の話の内容は説明不足で、話題が飛ぶことがよくみられる。ＡＤＨＤにおいては、やはり衝動性の結果起こるものであり、一足飛びに説明しようとするため話が飛躍しやすい。ＡＳＤにおいては、話をしている相手が理解しているかどうか考慮しようとしないので、奇異な内容が含まれやすい。

（4）「順番や会話に割り込む」

このような他の人に配慮しない行動パターンは、ＡＤＨＤでもＡＳＤでもしばしばみられる。ＡＤＨＤは内的な衝動性によって、がまんできなかったり、待てなかったりするためである。一方で、ASDにおいては、他者への意識の希薄さから、勝手な行動をとりやすい。つまり、他人の存在を十分に認識していないということである。

(5)「なれなれしい」

発達障害の患者は、対人関係に障害がある一方、他者と必要以上になれなれしかったり、「距離」が近かったりすることがある。ADHDの人は、元来ひとなつっこく、あどけない行動をとることが多い（けれども、安定した関係を継続することは難しい）。ASDにおいては、社会的な距離間がわからずに、必要以上になれなれしく接することが起こる。

(6)「懲りない」

発達障害の人は、何度も同様にミスを繰り返すことが多い。ADHDにおいては、不注意の反映であるとともに、目の前の「快刺激」を優先しやすい結果である。ASDにおいては、自らの行動を制止する社会的な必要性を感じていないことが原因である。このような原因で、ASDの人によるストーカー行為が起こることがある。

第6章
診断

†国際的な診断基準

米国の精神医学会が作成した精神疾患に関する診断基準がＤＳＭである。現在はその第5版が使用されている。ＡＤＨＤに関しても、これが現在の国際的に標準的な診断基準となっている。他にＷＨＯ（世界保健機関）が作成した診断基準であるＩＣＤ-10（国際疾病分類第10版）があるが、現在、改訂に向けての作業が進行中である。図表6－1にＤＳＭ-5におけるＡＤＨＤの診断基準を示した。

前述したように、ＡＤＨＤの概念の変遷に伴い、診断基準における病名もかなり変化してきている。ＡＤＨＤは、かつて小児の疾患と考えられていたため、診断基準における記載も小児を念頭に置いたものであったが、現在のＤＳＭ-5において、ようやく成人のＡＤＨＤも視野に入ってきている。具体的には、成人においては診断のために必要な症状の数を減らし、発症年齢を12歳までと引き上げたことにより、成人においても診断が容易になった。

図表6－2には、ＤＳＭ-5の前バージョンであるＤＳＭ-Ⅳからの変更点について示した。この3点の中でもっとも重大な変更点は、ＡＤＨＤとアスペルガー症候群などのＡＳ

Dとの併存が認められた点である（ADHDとASDの関連については、第5章を参照されたい）。

ADHDでみられる不注意や多動などの症状は、他の精神疾患や、ときには健常者においても一時的に出現することは珍しくない。ADHDと診断するためには、DSM-5の診断基準にあるように、ADHDの症状によって、家庭、学校や職場などさまざまな場面において、日常生活や仕事の妨げが生じていることが診断のために必要である。この点は、本書に記載した症例を参照していただければ納得できると思う。

成人におけるADHDは、当然のことながら、基本的には小児における症状を引き継いだものである。けれども、両者はまったく同一とは言えない。というのは、成人においてはADHDの症状が存在していても、それを回避したり、あるいは別の方法で補ったりする対処方法を身につけているケースが多いからである。

このような成人における特徴をふまえて、成人のADHDに対する診断基準も作成されている。その一つである、ハロウェルらによる診断基準を図表6-3に示した。

一方、DSM-5については、いくつかの問題点も指摘されている。第一に、過剰診断を招く可能性である。DSM-5の診断基準では発症年齢の基準がゆるやかになったが、

図表6-1　DSM-5におけるADHDの診断基準

A. (1)および／または(2)によって特徴づけられる、不注意および／または多動性－衝動性の持続的な様式で、機能または発達の妨げとなっているもの：

(1) **不注意**：以下の症状のうち6つ（またはそれ以上）が少なくとも6カ月持続したことがあり、その程度は発達の水準に不相応で、社会的および学業的／職業的活動に直接、悪影響を及ぼすほどである：

注：それらの症状は、単なる反抗的行動、挑戦、敵意の表れではなく、課題や指示を理解できないことでもない。青年期後期および成人（17歳以上）では、少なくとも5つ以上の症状が必要である。

(a) 学業、仕事、または他の活動中に、しばしば綿密に注意することができない、または不注意な間違いをする（例：細部を見過ごしたり、見逃してしまう、作業が不正確である）。

(b) 課題または遊びの活動中に、しばしば注意を持続することが困難である（例：講義、会話、または長時間の読書に集中し続けることが難しい）。

(c) 直接話しかけられたときに、しばしば聞いていないように見える（例：明らかな注意を逸らすものがない状況でさえ、心がどこか他所にあるように見える）。

(d) しばしば指示に従えず、学業、用事、職場での義務をやり遂げることができない（例：課題を始めるがすぐに集中できなくなる、また容易に脱線する）。

(e) 課題や活動を順序立てることがしばしば困難である（例：一連の課題を遂行することが難しい、資料や持ち物を整理しておくことが難しい、作業が乱雑でまとまりがない、時間の管理が苦手、締め切りを守れない）。

(f) 精神的努力の持続を要する課題（例：学業や宿題、青年期後期および成人では報告書の作成、書類に漏れなく記入すること、長い文書を見直すこと）に従事することをしばしば避ける、嫌う、またはいやいや行う。

(g) 課題や活動に必要なもの（例：学校教材、鉛筆、本、道具、財布、鍵、書類、眼鏡、携帯電話）をしばしばなくしてしまう。

(h) しばしば外的な刺激（青年期後期および成人では無関係な考えも含まれる）によってすぐ気が散ってしまう。

(i) しばしば日々の活動（例：用事を足すこと、お使いをすること、青年期後期および成人では、電話を折り返しかけること、お金の支払い、会合の約束を守ること）で忘れっぽい。

(2) **多動性および衝動性**：以下の症状のうち6つ（またはそれ以上）が少なくとも6カ月持続したことがあり、その程度は発達の水準に不相応で、社会的および学業的／職業的活動に直接、悪影響を及ぼすほどである：

注：それらの症状は、単なる反抗的態度、挑戦、敵意などの表れではなく、課題や指示を理解できないことでもない、青年期後期および成人（17歳以上）では、少なくとも5つ以上の症状が必要である。

(a) しばしば手足をそわそわ動かしたりトントン叩いたりする、またはいすの上でもじもじする。

(b) 席についていることが求められる場面でしばしば席を離れる（例：教室、職場、その他の作業場所で、またはそこにとどまることを要求される他の場面で、自分の場所を離れる）。

(c) 不適切な状況でしばしば走り回ったり高い所へ登ったりする（注：青年または成人では、落ち着かない感じのみに限られるかもしれない）。
(d) 静かに遊んだり余暇活動につくことがしばしばできない、
(e) しばしば"じっとしていない"、またはまるで"エンジンで動かされているように"行動する（例：レストランや会議に長時間とどまることができないかまたは不快に感じる；他の人達には、落ち着かないとか、一緒にいることが困難と感じられるかもしれない）。
(f) しばしばしゃべりすぎる。
(g) しばしば質問が終わる前に出し抜いて答え始めてしまう（例：他の人達の言葉の続きを言ってしまう；会話で自分の番を待つことができない）。
(h) しばしば自分の順番を待つことが困難である（例：列に並んでいるとき）。
(i) しばしば他人を妨害し、邪魔する（例：会話、ゲーム、または活動に干渉する；相手に聞かずにまたは許可を得ずに他人の物を使い始めるかもしれない；青年または成人では、他人のしていることに口出ししたり、横取りすることがあるかもしれない）。

B．不注意または多動性－衝動性の症状のうちいくつかが12歳になる前から存在していた。
C．不注意または多動性－衝動性の症状のうちいくつかが2つ以上の状況（例：家庭、学校、職場；友人や親戚といるとき；その他の活動中）において存在する。
D．これらの症状が、社会的、学業的、または職業的機能を損なわせているまたはその質を低下させているという明確な証拠がある。
E．その症状は、統合失調症、または他の精神病性障害の経過中にのみ起こるものではなく、他の精神疾患（例：気分障害、不安症、解離症、パーソナリティ障害、物質中毒または離脱）ではうまく説明されない。

図表6－2　DSM-IVからDSM-5への変更点

1．症状発現年齢が、7歳以前から12歳以前に引き上げられた
2．17歳以上においては、診断のための必要な項目が少なくなった
3．ASDとの併存が認められた

図表6－3　ハロウェルらの診断基準

A．次のうちの少なくとも15項目において、慢性的な障害をみる。

1．力が出しきれない、目標に到達していないと感じる（過去の成果にかかわらず）：客観的に見て非常に成功していても、本人は迷路に入り込んでしまったような感覚から抜け出せず、本来の可能性を発揮できない。

2．計画、準備が困難：学校などの枠組み、そばで世話をやいてくれる親の存在などがないと毎日の生活がおぼつかない。

3．物ごとをだらだらと先送りしたり、仕事にとりかかるのが困難。

4．たくさんの計画が同時進行し、完成しない。

5．タイミングや場所や状況を考えず、頭に浮かんだことをパッと言う傾向。

6．常に強い刺激を追い求める：常に何か目新しいもの、集中できるものといった外界の刺激を探し求める。

7．退屈さに耐えられない。

8．すぐ気が散り、集中力がない。読書や会話の最中に心がお留守になる。時として非常に集中できる。

9．しばしば創造的、直感的かつ知能が高い。

10．決められたやり方や「適切な」手順に従うのが苦手。

11．短気で、ストレスや欲求不満に耐えられない。

12．衝動性：言葉あるいは行動面、金銭の使い方、計画の変更、新しい企画や職業の選択における衝動性。

13．必要もないのに、際限なく心配する傾向。

14．不安感：生活が安定しているように見えても、常に不安定な感じ。時には自分のまわりが崩壊するような感覚。

15．気分が変わりやすい：2、3時間の感覚でさしたる理由もなく気分が変わりやすくなることがある。

16．気ぜわしい：うろうろ歩き回る、貧乏揺すりや指鳴らし、座っている間しょっちゅう姿勢を変える、足を組み直す、じっとしているといらいらしてくる。

17．耽溺の傾向：酒、麻薬などの薬物依存、ギャンブル、買い物、過食、働き過ぎなど、一つの活動にのめりこむ。

18．慢性的な自尊心の低さ。

19：不正確な自己認識。

20：ADDまたは躁うつ病、うつ状態、薬物中毒（アルコール依存症を含む）、あるいは衝動や気分が抑制しにくいなどの家族歴がある。

B．幼少期にADDだった。

C．他の医学的あるいは精神医学的状態では説明のつかない状態にある。

（この診断基準では、「ADD」は「ADHD」を含む概念として用いられている）

出典：エドワード・M・ハロウェル他『へんてこな贈り物――誤解されやすいあなたに――注意欠陥・多動性障害とのつきあい方』インターメディカル

ADHDと正しく診断するためには、就学前にはっきりした症状が出現しているはずだという意見も根強くみられている。その他、成人のADHDの診断に関しては、正常範囲内である可能性や他の精神疾患の影響について十分検討することが必要である。

図表6－4に、齊藤らが作成したDSM-5に基づくADHDの診断のためのアルゴリズム（手順）を示した（『精神科治療学』28巻2号、139—145、2013年）。診断の第一段階として、DSM-5の診断基準Aに記載された症状の評価を行う。診断基準Aをみたすことが確認されたら、診断基準Bの12歳以下での症候の存在という発症年齢に関する基準、および診断基準Cの複数の場で存在していることの確認をする。さらに、診断基準Dにより、ADHDの症状が社会的、学業的、職業的機能などさまざまな場面で問題を起こしている明らかな証拠があることの確認を行う。

最後に診断基準Eにおいて、ADHDの症状が統合失調症や躁うつ病などの精神病性障害の経過中に生じたものではないこと、他の精神疾患によって説明できないことを確認する必要がある。

図表6－4　ADHDの診断アルゴリズム

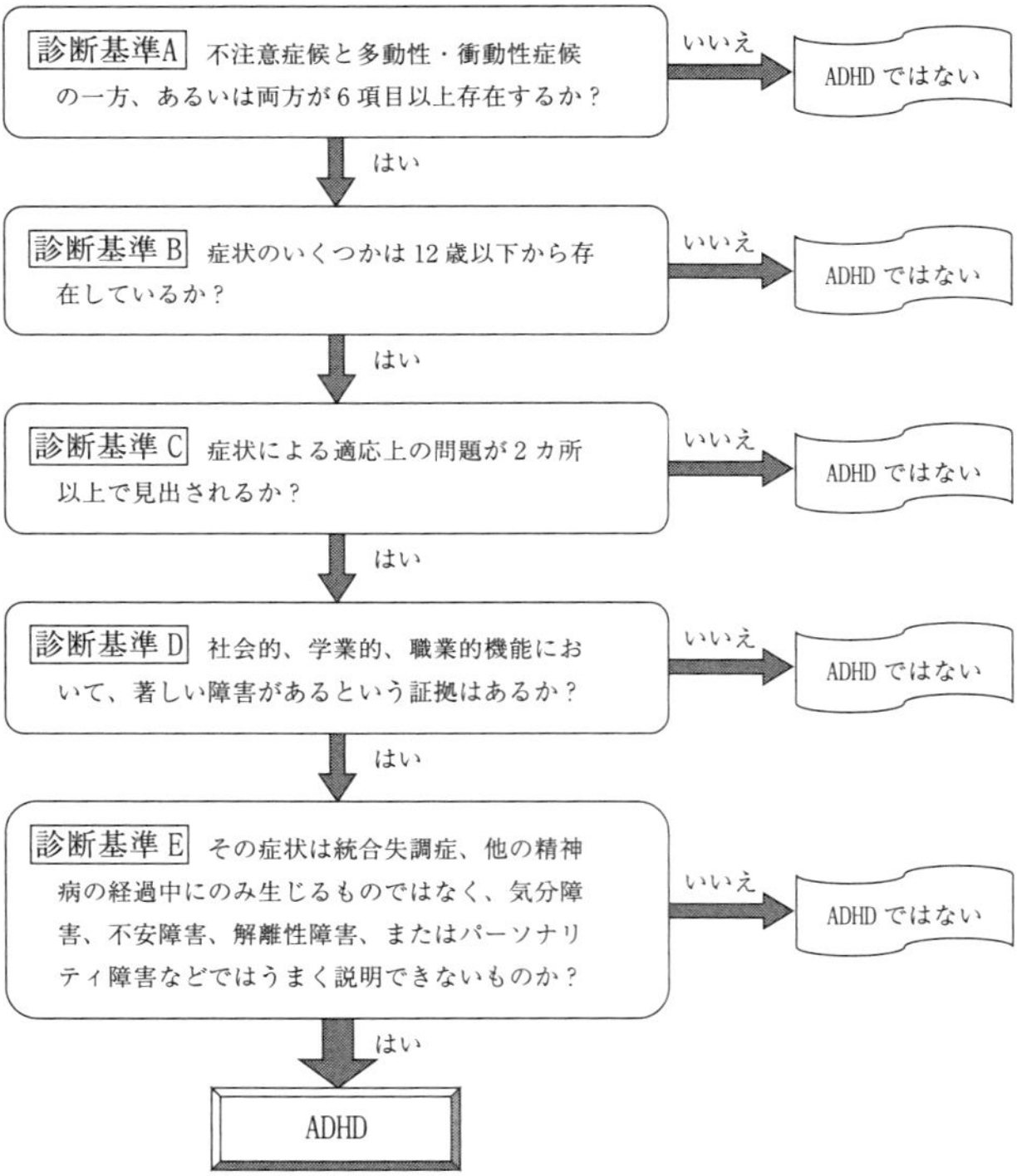

診断基準A　不注意症候と多動性・衝動性症候の一方、あるいは両方が6項目以上存在するか？
いいえ
ADHDではない
はい
診断基準B　症状のいくつかは12歳以下から存在しているか？
いいえ
ADHDではない
はい
診断基準C　症状による適応上の問題が2カ所以上で見出されるか？
いいえ
ADHDではない
はい
診断基準D　社会的、学業的、職業的機能において、著しい障害があるという証拠はあるか？
いいえ
ADHDではない
はい
診断基準E　その症状は統合失調症、他の精神病の経過中にのみ生じるものではなく、気分障害、不安障害、解離性障害、またはパーソナリティ障害などではうまく説明できないものか？
いいえ
ADHDではない
はい
ADHD

†診断のために必要な情報

現在のところ、ＡＤＨＤに特徴的な結果を示す臨床検査は存在していない。頻度は高くはないが、いくつかの臨床検査において、ＡＤＨＤでは異常所見を呈することがある。特に脳波検査においては、軽度の異常を示すケースが散発するが、全体としてみれば正常範囲内にあるものが多い。ＣＴ、ＭＲＩなどの画像診断学的検査においても、大部分のケースでは異常はみとめない。

このため、ＡＤＨＤの診断については、症状と経過に関して詳細な情報が必要となる。特に、児童期かそれ以前に、ＡＤＨＤの症状がみとめられたかどうかが診断のポイントとなることが多いが、判断に迷うケースも少なくない。

というのは、ケースにもよるが、本人、家族とも、幼児期、児童期の記憶がはっきりしない場合が少なくないからである。さらに親が共働きだった場合には、細かいことは覚えていないことが多い。一方、学校時代、特に小学校時代の通知表の記載は重要である。教師という他人の目からみた本人の行動上の評価は参考になることが多い。

以下に、あるＡＤＨＤ患者の小学校時代の通知表に担任が記載した「行動上の特徴」について示した。ADHDにおいては、「不注意」「多動」という症状がみとめられたとしても、友達関係などの対人関係はさほど問題となっていないことが多い。多動、衝動性の症状が重症でない場合、学校生活における適応は比較的良好である。

○小学5年

・ノートの使い方、字の書き方がやや乱雑である。
・実力はかなりあるほうであるが、やや学習態度がよくない。
・自由研究もなかなかしっかりしたものを発表した。ただ、少しふざけ過ぎる面がみられる。
・今までこのクラスではみられなかったタイプの子で、なかなか元気があり、はきはきと表現にものおじしない。

○小学6年

・積極的で機敏な学習をする。一つ一つしっかり身につけるようにすれば、さらに学力がつく。それには、ノートをしっかりとること、落ち着いて学習すること。
・突飛なことをやるが、男子としてはあたりまえで気になさることはありません。

・いつも心を落ち着け、しっかりした気持ちを持ち続けてください。

○中学1年

・気持ちをおだやかに、ゆっくりした心が大切です。

・学習習慣をつけてしまわなければだめです。

○中学2年

・少し自分を主張しすぎるきらいがあります。

・感情に走らないように、くれぐれも注意をすること。

このケースは50代の男性で、この年齢になってADHDではないかと自ら精神科を受診した人である。前記のように、小中学校時代には、「多動」と「衝動性」がみられている。成人してからの主訴は、「ミスが多い」「時間管理ができない」など不注意の症状が中心であったが、成人後の社会適応はおおむね良好であった。

次に示すものは、30代のADHDの女性の通知表から、行動上の所見を抜粋したものである。高学歴で、知的レベルの高い人であり、小学生時代も成績優秀であったが、教師の記載からは、不注意や多動傾向などADHDの特徴がみとめられる。

○小学1年
・あわてんぼさんでうっかりミスが目立ち、本当におしく思っています。
・ややおっちょこちょいで、おしゃべりです。
○小学2年
・先へ急ぐところがあり、文字が粗雑になりがちでした。
・計算などのちょっとしたミスが目立ちました。
○小学3年
・じっくり落ち着いて取り組み、もう少し確実にこなしていく努力が必要。
・あわてて計算ミスをすることが目立ち残念である。
○小学4年
・算数の計算ではミスが目立ちます。
・ゆっくりと考えることも大切です。
○小学5年
・時々思わぬ間違いをするので、慎重さを忘れないようにしましょう。

・提出物の期限がおくれることがあります。

○小学6年

・授業の内容はよく理解できており、知識欲も旺盛です。つまらないミスをしないように気をつけましょう。

†成人における症状

患者の表出症状（面接時の様子）については、次の点が重要である。「多動」の症状は成人では比較的まれではあるが、意味のない体の動きとして出現することが多い。繰り返す細かい手の動きや、貧乏ゆすりなどもみられる。落ち着きのない動きのほかに、多弁や衝動的な話しぶりも多動の症状である場合がある。

ＡＤＨＤの成人では、アイコンタクト（視線を合わせること）が苦手なケースが多い。アイコンタクトの障害は、統合失調症や古典的な自閉症でも特徴的な症状である。統合失調症の場合は周囲に対して被害的、警戒的になっているため、このような症状が出現しやすい。また自閉症の場合は、周囲の事物に対する無関心さのせいでアイコンタクトをとらないことが多い。

一方、ADHDの場合は、診察室など周囲にあるさまざまな物に気を取られてしまうため、視線が落ち着かない傾向がみられる。彼らは、視線を壁から窓へ、さらにそこから机の上へとたえまなく移動させるため、目の前の医師に注意を集中できない。

ADHDの症状に関しては、患者の実際の生活ぶりを聞くことが症状の把握と重症度の診断につながることが多い。この際、単に「落ち着きがないところがあった」「不注意によるミスが多かった」などと箇条書き的に項目を羅列するだけでなく、具体的な生活場面において、どのような問題があったのか問診する必要がある。

患者本人が「落ち着きのなさ」を否定したとしても、家族からの情報として、就学前、近所に買い物に連れていったときに、よくはぐれてしまって店の中を探し回ったというエピソードが聞ければ、多動傾向や衝動性がみられたことが明らかになる。

このような意味で、特に小児期、児童期における生活ぶりを明らかにするために、家族、とくに両親からの聴取は重要である。ただ注意が必要な点として、両親が情報源として不確かであることもしばしばみられるということがある。

当然のことであるが、親は患者より高齢であり、本人の子供の頃の記憶が曖昧なこともしばしばある。さらに、通常、父親よりも母親のほうが子供時代の記憶は鮮明であるが、共働きの家庭では、母親も余裕がなく子供の問題に気がついていないことも多い。ADHDの患者では、家族内の他のメンバーがADHDやASDであることもみられ、情報源として必ずしも信頼できない。

さらに親が子供の疾患をわかっていても、それを受け入れていないこともある。周囲からのすすめで精神科を受診だけはしたものの、自分の家系に発達障害という精神疾患が存在することを、「あり得ない」こととして認めようとしないのである。

逆に、家族が本人の子供時代からの詳細な記録を長いレポートなどにまとめて持参するケースもみられる。このような資料は的はずれなものとなることも、あるいは貴重な情報となることもあるが、いずれにしても、本人、家族との治療関係を深めるために十分に検討することが必要である。

†生活上の特徴

現在の生活ぶりについては、配偶者などの同居家族から情報を得られる場合が多い。本人の自室や職場のデスクなどがきちんと整理されているか乱雑であるかについて、確認することは重要である。ADHDの成人においては、身の回りの整理ができない、物が見つからなくて困るといった訴えが多いからである。こうした症状は、一つのことに集中ができず注意が持続しないこと、計画性がなく順序だてて物事が実行できないことのあらわれである。

また彼らは、日々のスケジュール管理も苦手である。日々の予定をきちんとこなせていなかったり、報告書などの提出期限を守れていなかったりすることはよくみられる。仕事上だけでなく、自分が興味のあることについても、中途半端であることが多い。

彼らは、一生懸命努力をしていても、だらしない、たるんでいると周囲からみられることがよくある。生活全般において、期限を守れない、約束を守れない、物事に最後まで取り組めないことが特徴的である。

本人は、さぼっているという意識はなく、自分自身の行動パターンに当惑し、どうして行動を変えられないのか理解できずにいることが多い。ＡＤＨＤの非合理的な行動パターンは、義務を伴うものだけでなく、本人の利益になることや楽しみにしている活動においてさえも同じような傾向がみられる。

失敗の多い行動を繰り返す中で、実際は能力があるにもかかわらず、ＡＤＨＤの人は、不全感が強く自己評価が低いことが多い。また感情的な不安定さもしばしばみられる。他人からの批判に敏感であるとともに、容易に反発を起こしやすい。

女性においては、主婦としての役割が果たせないために、周囲の家族から非難の対象となっていることが多い。このような場合、家の中のかたづけができない、子育てが負担である、毎日の炊事が苦手であるといったことが、しばしば指摘される。特に、家事と育児が重なった場合は要注意である。

前述したように、成人のADHD患者の子供のときの情報は、診断に重要である。情報は本人に加えて、家族、あるいは学校の通知表などが参考になる。一般にADHD患者の対人関係は比較的良好であり、ASDとの鑑別点となる。注意が必要であるのは、小児期には良好であった人付き合いが、思春期以降、ときには小学校の高学年あたりから、次第に悪化する傾向がある点である。

この理由としては、感情的に不安定な傾向があること、怒りっぽく、攻撃的になりやすいこと、約束を忘れたり、相手の話をきちんと聞いていなかったりすることの積み重ねによって、次第に人間関係を損なうためであると考えられる。

症例に示したように、成人のADHD患者では、対人関係の障害を訴えて、自らアスペルガー症候群などのASDではないかと外来を受診するケースが多い。こうした場合、彼らは受診の時点で対人関係の重大な問題を持っており、社会的に孤立していたり、引きこもりの状態にあったりし、一見してＡＳＤの状態に類似している。しかし詳細に問診をしていくと、児童期には安定した友人関係を持っていたが、年齢が長ずるにつれて対人関係のトラブルを示すようになったことが判明する場合が多い。

以上の他に、睡眠障害とアルコール・薬物依存の存在は重要な情報である。成人のＡＤＨＤにおいては、睡眠障害が併存している頻度が高い。これは純粋に入眠障害や中途覚醒を示す例もみられるが、生活リズムが障害されて不規則になっていることによって、睡眠パターンが不安定となっているケースもかなりみられる。ＡＤＨＤの症状の改善のためには、患者本人に十分な睡眠をとることが必要であることを納得してもらうことが必要である。

またＡＤＨＤ患者に関しては、アルコールや薬物乱用歴の頻度の高いことも注意が必要である。治療薬との関連もあり、ＡＤＨＤ患者においては、アンフェタミン類（覚醒剤）との親和性が大きい。

†ハロルドの症例

ADHDはあらゆる人種、国民にみられる疾患である。ここで、海外のケースとして、米国のADHDの成書に記載された症例を紹介したい（ロバート・J・レズニック『成人のADHD　臨床ガイドブック』東京書籍）。

初めて来院したとき、ハロルドは海軍を退役した44歳の既婚男性で、二人の子供の父親だった。彼は民間人としての生活になかなか適応できず、次第に抑うつ的になりつつあった。海軍での経歴は華々しいものであったが、入隊の経緯はやや変わっていた。

ハロルドは〝気力のないダメな生徒〟だったせいで高校を中退した。教師からはよく、やればできるのに努力をしない怠け者だと言われていたという。ハロルドは学校の勉強に興味が持てず、やる気が起きなかった。態度や素行の問題は特になかった。彼は高校在学中、18歳の誕生日を迎えた直後に海軍に入隊した。

4年後、海軍の原子力部門の試験を受け、入隊して6年間の特殊訓練を受けた。最初の4年間と再入隊後の6年間で何か変わったことはあったかと尋ねると、ハロルドは、「新聞が以前よりきちんと読めて内容が頭に入ってくるようになったことに気付いた」と答えた。再入隊に先だって妻の勧めで受けた高校卒業資格試験は、一回で合格したという。これには誰よりも自分自身が驚いたそうである。彼はそう言った後にちょっと微笑んで、

〝妻だけは驚いていませんでした〟と付け加えた。

　この合格によってハロルドはすんなりと原子力部門に入り、特殊な分野での勤務を続けた。また、〝読む〟ことが楽しくなり、その後12年間かけて大学の講座に通い25年間海軍に勤務した後、妻の勧めもあって、妻やティーンになった子供たちと一緒に過ごす時間を増やすために退役することにした。

　原子力部門の訓練を受けた経歴を買われて、退役後は原子力発電所に就職することに決まった。当初、彼の問題は新しい職場環境に馴染めば解決すると考えていた。しかし数か月経つと、彼にとっての大きな問題は、新しい責務に加えて妻や家族への家庭サービスであることが明らかになった。ハロルドに言わせると、新しい会社は軍隊と比べて組織や仕事の内容に曖昧な部分があり、それがストレスとなっていたという。家でも寛ぐことができずイライラして、ちょっとしたことで息子たちに腹を立てるようになった。また、家庭や職場での細々としたことに関してもいろいろと支障をきたしているということであった。ただし、本人はそれを単に物忘れのせいだと考えているようであった。

　それまでの経過からハロルドはＡＤＨＤであると思われた。しかし、薬には頼りたくないというので、かわりに妻と一緒に夫婦療法と読書療法を受けてもらい、また職場への行動介入を行い、仕事に集中するための時間を確保できるように配慮してもらったところ、一定の成果が得られた。治療目標を集中力の持続に置き、ハロルドの職場から気を散らすようなものを減らすようにした。その一つは、海軍にいた頃の思い出としてデスクの上に置いてあった魚の水槽を取り去ったことである。

それまでハロルドは、仕事中にこの水槽を何度も眺めていたという。また、机の向きも窓に背を向けるように変えた。部下の仕事の指導については、質問や問題点の報告や緊急の要件以外の電話などを受けるための専用の時間枠を設けて集中的に対応し、それ以外の時間は邪魔が入らないようにすることで、仕事に集中できるようになった。さらに、仕事をしているときはポケベルを秘書に預けるようにした。これらは初めのうちは多少の問題や懸念をもたらしたが、4週間も経つとこの行動介入が功を奏した。

このケースは比較的軽症のＡＤＨＤであるが、ＡＤＨＤの症状は海外でも共通していることに加えて、本人を取りまく状況の変化によって影響を受けやすいことがわかると思う。

†ＡＤＨＤの評価尺度

ここでは、ＡＤＨＤの症状評価について使用される評価スケールを紹介する。この中でコナーズ成人ADHD評価スケールは、もっとも使用頻度の高いものであるが、他のスケールよりも時間がかかる難点がある。成人期ADHD自己記入式症状チェックリストは、比較的簡便に施行できるので、最近使用される頻度が高まっている。

（1）コナーズ成人ADHD評価スケール：The Conners, Adult ADHD Rating Scales（CAARS）

CAARSは、広く使用されている評価尺度であり、4段階（0＝全くない　1＝ほとんどない　2＝かなりある　3＝ほとんどある）で評価される。CAARSには、自己評価（CAARS-SR）と、本人の関係者（配偶者、友人、両親など）による行動観察に基づく評価（CAARS-OR）の2つのタイプがあり、さらに長時間用、短時間用、及びスクリーニング版がある。スクリーニング版においては、30項目の質問に対して、前記の4段階の回答を得る。

CAARSはDSM-Ⅳの診断基準に含まれる「不注意、衝動性・多動性」の領域だけではなく、「情緒不安定」「自己概念の障害」の領域についても評価が可能である。

図表6-5　成人期ADHD自己記入式症状チェックリスト（ASRS-v1.1）

成人期のADHDの自己記入式症状チェックリスト（ASRS-v1.1）

- パートA、パートBのすべての質問に回答してください。
- それぞれの症状がみられる頻度に最も近い回答欄にチェックをつけてください。

氏　名		日　付	

下記のパートAおよびBのすべての質問に答えてください。 質問に答える際は、過去6ヵ月間におけるあなたの感じ方や行動を最もよく表す欄にチェック印を付けてください。 医師に面談する際にこれを持参し、回答結果について相談してください。	全くない	めったにない	時々	頻繁	非常に頻繁
1. 物事を行なうにあたって、難所は乗り越えたのに、詰めが甘くて仕上げるのが困難だったことが、どのくらいの頻度でありますか。					
2. 計画性を要する作業を行なう際に、作業を順序だてるのが困難だったことが、どのくらいの頻度でありますか。					
3. 約束や、しなければならない用事を忘れたことが、どのくらいの頻度でありますか。					
4. じっくりと考える必要のある課題に取り掛かるのを避けたり、遅らせたりすることが、どのくらいの頻度でありますか。					
5. 長時間座っていなければならない時に、手足をそわそわと動かしたり、もぞもぞしたりすることが、どのくらいの頻度でありますか。					
6. まるで何かに駆り立てられるかのように過度に活動的になったり、何かせずにいられなくなることが、どのくらいの頻度でありますか。					
パートA					

7. つまらない、あるいは難しい仕事をする際に、不注意な間違いをすることが、どのくらいの頻度でありますか。					
8. つまらない、あるいは単調な作業をする際に、注意を集中し続けることが、困難なことが、どのくらいの頻度でありますか。					
9. 直接話しかけられているにもかかわらず、話に注意を払うことが困難なことはどのくらいの頻度でありますか。					
10. 家や職場に物を置き忘れたり、物をどこに置いたかわからなくなって探すのに苦労したことが、どのくらいの頻度でありますか。					
11. 外からの刺激や雑音で気が散ってしまうことが、どのくらいの頻度でありますか。					
12. 会議などの着席していなければならない状況で、席を離れてしまうことが、どのくらいの頻度でありますか。					
13. 落ち着かない、あるいはソワソワした感じが、どのくらいの頻度でありますか。					
14. 時間に余裕があっても、一息ついたり、ゆったりとくつろぐことが困難なことが、どのくらいの頻度でありますか。					
15. 社交的な場面でしゃべりすぎてしまうことが、どのくらいの頻度でありますか。					
16. 会話を交わしている相手が話し終える前に会話をさえぎってしまったことが、どのくらいの頻度でありますか。					
17. 順番待ちしなければならない場合に、順番を待つことが困難なことが、どのくらいの頻度でありますか。					
18. 忙しくしている人の邪魔をしてしまうことが、どのくらいの頻度でありますか。					
パートB					

（2）成人期ＡＤＨＤ自己記入式症状チェックリスト：Adult ADHD Self-Report Scale-v1.1（ASRS-v1.1）Symptom Checklist

ＡＳＲＳ-ｖ１・１は18項目から構成される自己記入式の質問紙であり、世界保健機構（ＷＨＯ）との共同で作成された（図表６-５）。ＡＳＲＳ-ｖ１・１はＤＳＭ-Ⅳ のＡＤＨＤの診断に基づいており、評価は症状の重症度よりも頻度を重視している。たとえば、「家庭や仕事先で物をなくすことはどのくらいの頻度でありますか？」「つまらない、あるいは難しいプロジェクトを行う時に、不注意なミスをしてしまう頻度はどのくらいありますか？」などの項目が使用されている。ＡＳＲＳ-ｖ１・１は５段階（０＝全くない　１＝めったにない　２＝時々ある　３＝しばしばある　４＝よくある）で評価する。

（3）ＡＤＨＤ評価スケール：ADHD Rating Scale-IV（ADHD-RS-IV）

ＡＤＨＤ-ＲＳ-Ⅳは、ADHD Rating Scale（ADHD-RS）の改定版であり、幼児期～児童期用の尺度である。しかしながら、ＡＤＨＤ-ＲＳ-Ⅳはトレーニングを受けた臨床家が、幼児期～児童期に関するいくつかの項目を成人期に置き換えて、成人にも使用することが可能である。最近では、成人を対象とした新薬の臨床試験に用いられている。ＡＤＨＤ-

RS-ⅣはDSM-ⅣのADHDの診断に基づいており、親あるいは教師からの子供の行動観察に基づいて4段階（0＝めったにない　1＝少しはある　2＝よくある　3＝かなりある）で評価される。現在では、ADHD-RS-Ⅳを翻訳した日本語版が出版されている。

（4）ヴェンダー・ウタ評価スケール：Wender Uta Rating Scale（WURS）

WURSは、成人の被験者が幼少期の頃について振り返り、幼少期のADHDの診断を満たすかどうかについて評価をする尺度である。61項目から構成されるWURSは、成人の被験者が本人の幼少期のADHDの特徴について、5段階（0＝全くない・わずかにある　1＝少しはある　2＝適度に　3＝かなりある　4＝多いにある）で評価する。

以上のような評価尺度でただちにADHDの診断がつけられるわけではないが、診断のための補助的なツールとして利用されている。

第7章

治療

†治療の概要

ＡＤＨＤの治療は、薬物治療と心理社会的療法が行われている。もっとも、わが国の現時点においては、成人のＡＤＨＤの治療そのものが一般的でないため、薬物療法以外の治療方法はほとんど普及していないのが現状である。また病院によっては、ＡＤＨＤの診療自体も断る例も珍しくない。

ＡＤＨＤに対する薬物療法には、長い歴史がある。この点は第1章においてもふれたが、小児の「多動」に対しては、第二次大戦の前から精神刺激薬の有効性が確認されていた。精神刺激薬は、依存、乱用など副作用の問題があるため、慎重に使用することが推奨されているが、現在まで60年以上の長期にわたって用いられたことは、これらの薬剤の有用性を示している。

これに対して、新たな薬物の登場もみられている。２０１２年に、わが国で初めて成人期のＡＤＨＤの治療薬として承認された薬物がアトモキセチン（商品名ストラテラ）である。これは脳内の神経伝達物質であるノルアドレナリンの再取り込みを選択的に阻害する薬剤であり、依存・乱用のリスクはみられない。さらに２０１７年にグアンファシン（商品名インチュニブ）が認可され使用可能となっている。

２０１３年に成人に対する使用が認可されたメチルフェニデート徐放剤（商品名コンサータ）は、従来のメチルフェニデート（リタリン）を改良した精神刺激薬である。リタリンは正式に厚生労働省から認可されていなかったが、ＡＤＨＤの治療薬として広く使用されていた。けれども、その覚醒作用を求めて乱用するものが増加したため、いったんは販売が中止となっていた。

メチルフェニデート徐放剤は、アトモキセチンと同様にＡＤＨＤに対する有効性が高い。この薬物については、リタリンでみられた依存、乱用などの問題を回避するために流通が制限され、処方可能な医師は登録制となっている。

一方で、成人のＡＤＨＤに対する治療法として、心理社会的療法である認知行動療法(Cognitive behavior therapy）が注目を集めている。認知行動療法とは、個人の行動と認知の問題に焦点を当てて、場面を設定したトレーニングや、治療者あるいはグループによるディスカッションを行い、自己の障害の理解と問題解決、セルフ・コントロールを目指す治療方法である。認知行動療法においては、個人の認知のパターンや信念の特徴を把握し、それを新たな内容に修正できるように促すものである。この治療法には、心理教育、問題解決のための対処方法の考案なども含まれている。
本章では、薬物療法と認知行動療法を中心に、ADHDの治療について解説したい。

疾患の理解が重要

成人のADHDの治療の前提として重要であるのは、ADHDという疾患の理解である。つまり、①自分自身のADHDによる行動特性を理解し、②その行動特性を肯定的に受け入れて、さらに、③その行動特性を変化させるために立ち向かう気持ちを持つ、ことである。

多くの患者はこれまでの人生において、「だらしがない」「真剣に物事に取り組もうとしていない」などと周囲から非難され、自己否定的な思いにとらわれている。けれどもこういった点が本人の「やる気」の問題ではなく、ADHDという疾患によるものであることを認識することで、仕事や人生への取り組み方に大きな変化が生じる。これは本人だけでなく、周囲の家族の問題も大きい。家族がADHDを理解することによって、本人の受けるストレスが減り、精神症状が安定する例も多い。

ADHDを十分に理解した時点において、まず生活環境の調整を行うことが望ましい。

具体的には、本人の集中力を高めるために、部屋の中を片付けられないケースに対しては、いらないものは捨てる、特定の箱に書類を入れるなど、整理整頓の仕方について学ぶことで、落ち着いて物事に取り組めるようになる。

前章に記したハロルドのケースのように、環境調整をして仕事への取り組み方が改善する例もみられる。感覚過敏により、周囲の雑音が遮断できないケースに対しては、集中するときに、自分にとって心地よい音楽をＢＧＭで流しておくことが有効である。また時間管理のために、システム手帳やスマートフォンなどを利用することも有用なことがある。

†心理教育

ＡＤＨＤという疾患の理解のためには、患者に対する心理教育（サイコエデュケーション）が重要である。心理教育は多くの精神疾患に対する治療において行われているが、成人期のＡＤＨＤにおいても、ＡＤＨＤの特徴や症状の現れ方について、十分な説明を行うことが必要である。さらに患者本人に、これまでの人生における失敗経験を語ってもらい、ＡＤＨＤの特性との関連について相互に議論を行うことが有用である。

このような心理教育は、個人面接の場面でも可能であるが、グループで行うことにより効果が高まるケースが多い。治療者からの「講義」よりも、同じ疾患に悩んでいる他の当事者の発言のインパクトが強いケースが多いからである。本人にとっては、自分だけではなく、他にも同様の症状で苦しんでいる人がいると知ることが共感を呼び、自己理解が深まりやすい。

心理教育においては、ADHDについての知識を学ぶだけではなく、ADHDが患者の生活にどのような影響を与えているかを認識することで、これまでの人生におけるさまざまなトラブルが自分の性格やなまけによるものではなく、ADHDという「生物学的要因」が原因であることを認識することができるようになる。このことが、今後の治療へのモチベーションにつながる。

また、心理教育を行うにあたっては、治療者が患者に対して一方的に指示をするのではなく、患者と治療者が共同して話し合いながら必要な対応策を考案していくという治療関係を作り上げていくことが、治療の初期では重要となる。けれどもこれは時間と手間のかかる治療法であり、現実の臨床場面においては困難なことも多い。

心理教育の重要なテーマの一つとして、スケジュール管理があげられる。これは多くのADHD患者が悩みとしている点である。前述したように、手帳やスマートフォンの機能を利用してスケジュール管理を行い、時間を決めてスケジュールを確認するように提案をすることもある。

ＡＤＨＤの患者は、児童期からの失敗を繰り返した結果、自分自身を否定的に捉えている傾向が強いが、心理教育によって考え方を転換し、新しい行動習慣や考え方を身につけることは、生活面の改善につながりやすい。

†薬物療法

(1) 精神刺激薬

ＡＤＨＤの治療においてもっとも広く使用されてきた薬剤は、精神刺激薬（中枢刺激薬）である。精神刺激薬には多くの種類があり、メチルフェニデート、デキストロアンフェタミンなどがあるが、日本で認可されているのは、メチルフェニデート徐放剤（コンサータ）とリスデキサンフェタミン（ビバンセ）のみである。ただしリスデキサンフェタミンは、成人への使用は認可されていない。精神刺激薬ペモリン（ベタナミン）も使用されることがあるが、ＡＤＨＤは適応疾患として認められていない。

メチルフェニデートの主な働きは、脳内の神経伝達物質であるドパミンとノルアドレナリンの濃度を上昇させることである。このことから、ADHDにおいては、ドパミンやノルアドレナリン系の機能障害があると推測されているが、確定的な結論は得られていない。

精神刺激薬の利点は、効果発現の素早さであり、投与した直後より効果が明らかになることもまれではない。またメチルフェニデート徐放剤（コンサータ）など長期作用型の精神刺激薬の長所は、朝1回服用すると、その効果が夕方から夜間まで持続するため、日中に服用する必要がなく飲み忘れが少なくなる点、特に児童においては学校生活が妨げられることがなくなる点などがあげられる。また薬物の濃度が1日の中で、ほぼ同じ水準に保たれるので、安定した効果が期待できる。

米国では、米国食品医薬品局（FDA）により、デキストロアンフェタミンは3歳以上、メチルフェニデートは6歳以上の小児への投与が認可されており、この2つの薬物の使用頻度が高いが、第一選択薬としては、メチルフェニデートが推奨されている。

メチルフェニデートはADHDの小児の70％以上において効果がみられ、「多動」や「不注意」の症状を改善させる。成人における有効性も、小児とほぼ同等である。副作用としては、頭痛、食欲不振、動悸、不眠などがあげられるが、いずれも軽微なことが多い。薬効が切れてくる時期に、いらいらしやすくなるケースもみられる。

図表7－1　メチルフェニデート徐放剤の副作用（%）

	すべての対象	40mg	60mg	80mg	プラセボ
	N＝542	N＝180	N＝181	N＝181	N＝180
食欲不振	25.1	21.7	27.1	26.5	4.4
頭痛	20.5	21.7	23.2	16.6	16.7
口渇	20.3	18.9	21.5	20.4	2.2
吐気	10.7	8.3	11.0	12.7	5.0
かぜ症状	10.0	12.2	8.3	9.4	9.4
不眠	8.1	7.2	9.9	7.2	3.9
発汗	7.9	6.7	7.7	9.4	2.8
動悸	7.2	4.4	8.3	8.8	0.6
疲労感	7.0	6.1	8.8	6.1	6.1
めまい	5.9	6.7	5.0	6.1	2.8
焦燥感	5.9	6.1	6.6	5.0	4.4
不安感	5.4	4.4	6.1	5.5	0.6

フスらは、成人のADHD患者542例を対象に、メチルフェニデート徐放剤を40mg、60mg、あるいは80mgを9週間にわたり投与した。この際に出現した副作用の頻度を図表7－1に示した。副作用としては、食欲不振、頭痛、口渇《こうかつ》、吐気《はきけ》が高頻度であった。薬物の投与量と副作用の頻度に関連はみられず、また副作用によって薬物の投与継続が困難となったケースは2・2%であった。

現在、成人に対して認可されているのは、メチルフェニデート徐放剤（コンサータ）のみである。成人に対する投与においては、最少量である18mgから開始し、最大72mgまで増量が可能である。一般的には、投与量は27～54mgであることが多い。

臨床的な投与量においては、メチルフェニデートの依存および乱用形成はまったくないか、ほとんどみられていない。また精神病症状の発症もみられていない。かつてのリタリンの依存者の大部分は、ADHDやナルコレプシーに対して投与を受けていたものではなく、スマートドラッグとしてリタリンを乱用していたものに生じていた。処方や流通が厳しく規制されている現状において、不適切な使用が行われるリスクは少ないと考えられるが、乱用の予防には一定の注意は必要である。

メチルフェニデートは、小児の成長の抑制の原因となっているという主張もみられる。この点に関して結論は得られていない。ペモリンは精神刺激薬としては効力が弱めである。この薬物は小児においては肝障害を示すことがあり、一定の注意を要する。モダフィニルは中枢神経刺激薬の一つで、もともとはナルコレプシー患者の治療のために開発された。この薬物は成人のADHD患者の治療に臨床的に用いられることもあるが、有効性は確認されていない。

(2) アトモキセチン

アトモキセチン（ストラテラ）は、選択的ノルアドレナリン再取り込み阻害薬と呼ばれている薬剤の一つである。その作用としては、脳内のノルアドレナリンの濃度を上昇させることにある。けれどもアトモキセチンもドパミン系にまったく影響がないわけではなく、脳内の一部の部位では、アトモキセチンの投与によってドパミン濃度が上昇することが示されている。

アトモキセチンは、ADHDにおける不注意と多動、衝動性の両者に有効である。イーライリリー社のLYEE試験においては、391例の成人ADHD患者を対象として、プラセボまたはアトモキセチン（1日1回、40〜120mg／日）を10週間投与した際におけるベースラインからの症状変化を検討した。ADHDの症状は、前章で述べたCAARSスクリーニングバージョンを使用して評価した。この結果、不注意症状、多動性―衝動性症状、両者の合計であるADHDインデックススコアとも、プラセボと比較してアトモキセチンの投与によって有意に改善を示した（図表7―2）。また同時に、対人関係などQOL（生活の質）の改善もみられている。

アトモキセチンの薬剤としての特徴は、効果が持続的な点である。この点は、メチルフェニデート徐放剤を朝に服用した場合、原則として夕方から夜間までの効果しかみられない点と対照的である。また依存や乱用のリスクがほとんどない点も利点としてあげられる。

一方で、アトモキセチンの短所としては、効果発現までに時間のかかることがあげられる。というのは、アトモキセチンによって治療を行う場合には、初期に吐き気など消化器系の副作用が出現する場合があるので、時間をかけて増量していく必要があるからである。

成人においては初期量を一日量で20〜40㎎から開始し、有効量である80〜120㎎まで増量するのが一般的である。アトモキセチンは、初期量を40㎎と規定されているが、吐き気などの副作用が出やすい人もいるので、少量から開始することが望ましい。低体重の人においては、10㎎から開始するケースもある。アトモキセチンの増量は、1〜2か月かけて行うことが多い。また有効量に達してからも、実際の効果が自覚されるまでに、数週間以上必要なこともあるので注意が必要である。

図表7-3に、アトモキセチンの長期投与における主な副作用と頻度について、イーライリリー社の臨床試験の結果を示した。もっとも頻度の高い副作用は吐き気、口渇などの消化器症状であり、頭痛も比較的多い。眠気を訴えるケースもあるが、逆に不眠がみられるケースもある。いずれにしろ重大な副作用がみられることはほとんどない。注目すべき点は、消化器系の副作用は、投与初期に多く、投与12週以降はかなり減少している点である。また吐き気により投与中止に至った例は4・3％であったことを考慮すると、この薬

図表7－2　アトモキセチン投与によるADHD症状の変化

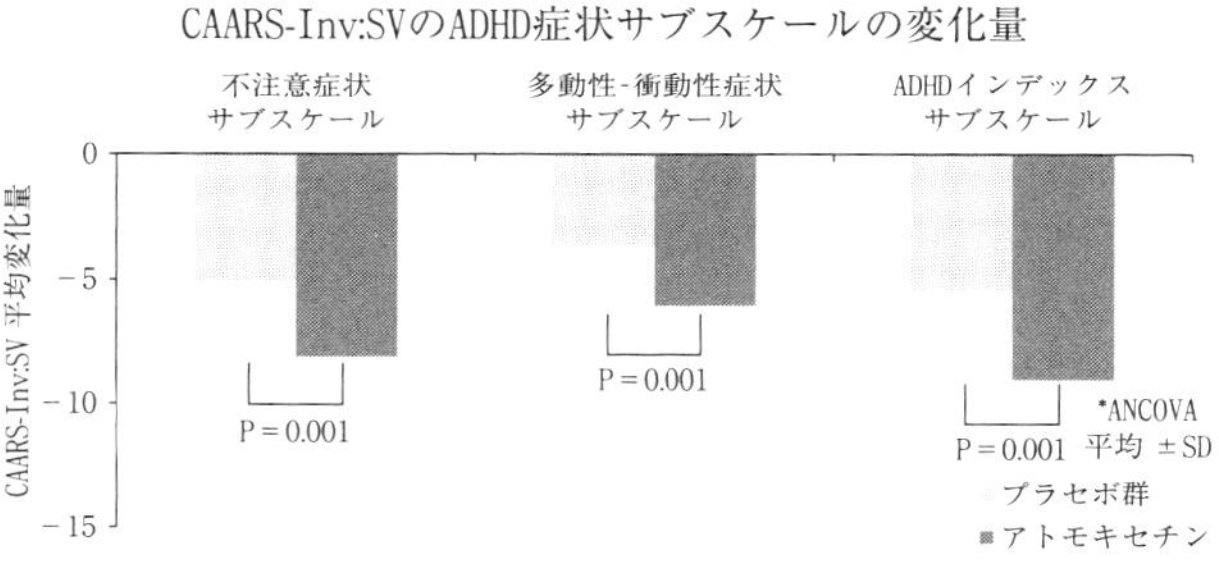

図表7－3　アトモキセチンの副作用

副作用	全期間 (N ＝211) n(%)	0～12週 (N ＝211) n(%)	12～24週 (N ＝178) n(%)	24～36週 (N ＝156) n(%)	36～48週 (N ＝141) n(%)
吐き気	89 (42.2)	79 (37.4)	7 (3.9)	3 (1.9)	0
口渇	27 (12.8)	23 (10.9)	2 (1.1)	1 (0.6)	1 (0.7)
食欲減退	17 (8.1)	14 (6.6)	3 (1.7)	0	0
頭痛	17 (8.1)	14 (6.6)	1 (0.6)	1 (0.6)	1 (0.7)
傾眠	17 (8.1)	16 (7.6)	0	1 (0.6)	0
便秘	15 (7.1)	13 (6.2)	2 (1.1)	0	0
嘔吐	12 (5.7)	11 (5.2)	0	1 (0.6)	0
動悸	11 (5.2)	9 (4.3)	2 (1.1)	0	0

N：各投与期間において評価可能な患者数　n：各投与期間中において副作用を有する患者数

剤の副作用は軽微なものであったと考えられる。

（3）グアンファシン

グアンファシン（インチュニブ）はα2受容体作動薬と呼ばれる種類の薬剤で、ＡＤＨＤの不注意症状、多動・衝動性に効果を示すものである。この薬剤は他の治療薬と作用機序が異なったものであり、ＡＤＨＤの衝動的な言動、情動の不安定さ、過剰集中などに効果が大きいという報告がみられている。

（4）薬物治療のガイドラインとアルゴリズム

これまで述べたように、海外においてもわが国でも、ＡＤＨＤに対する薬物療法はメチルフェニデートとアトモキセチンが治療薬の中心となっている。この両者の有効性はほぼ同等と考えられており、欧米における治療のガイドラインやアルゴリズムにおいては、いずれかの薬剤が第一選択薬と位置づけられている。ただし現時点では、成人におけるガイドラインやアルゴリズムは確定されたものが存在していないため、児童期におけるものを参考のために紹介する。

図表7−4は、テキサス・アルゴリズムを示した（遠藤ほか『臨床精神薬理』第14巻：1041-1047、2011年）。このアルゴリズムにおいては、精神刺激薬が治療の中心となっている。また、図表7−5には、わが国の齊藤らによるアルゴリズムを示した（齊藤万比古・渡部京太編『第3版　注意欠如・多動性障害―ADHD―の診断・治療ガイドライン』じほう）。このアルゴリズムにおいては、メチルフェニデート（コンサータ）とアトモキセチンは同等に扱われている。

実際の臨床においては、いずれか一方の薬物を第一選択薬として投与し、十分な効果がみられなかった場合、もう一方の薬物に切り替えることが一般的である。即効性を求める場合はメチルフェニデート徐放剤を主剤として選択するが、依存のリスクのあるケースや過去に精神病症状の既往のあるケースには、アトモキセチンの使用が安全性が高いと考えられる。

投薬の継続期間に関しては、現状では定説はないが、少なくとも半年から1年以上は投与を継続すべきだという意見が有力である。またADHDの症状は状況に応じて変化する部分が大きいため、薬物療法においては、本人の生活状況を考慮することが重要である。

図表7-4　テキサス・アルゴリズム

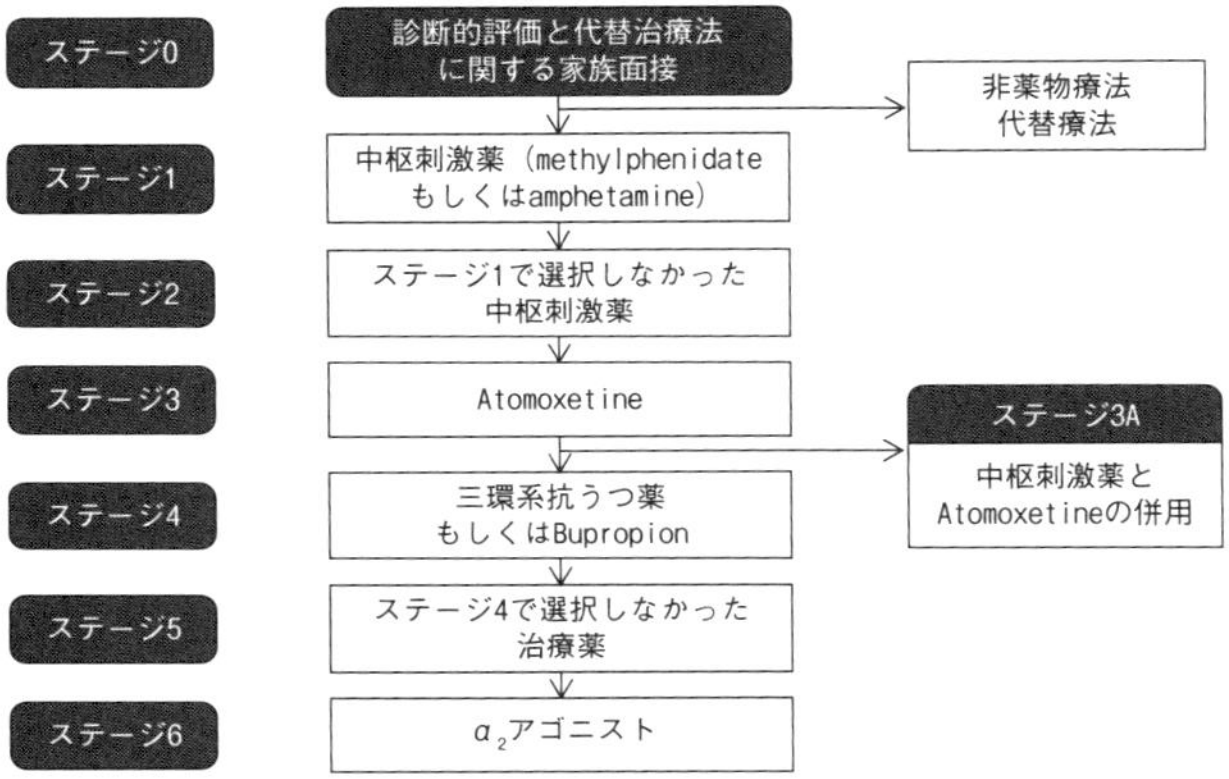
ステージ0
診断的評価と代替治療法
に関する家族面接
非薬物療法
代替療法
ステージ1
中枢刺激薬（methylphenidate
もしくはamphetamine）
ステージ2
ステージ1で選択しなかった
中枢刺激薬
ステージ3
Atomoxetine
ステージ3A
中枢刺激薬と
Atomoxetineの併用
ステージ4
三環系抗うつ薬
もしくはBupropion
ステージ5
ステージ4で選択しなかった
治療薬
ステージ6
α_2アゴニスト

図表7-5　わが国のADHD薬物療法アルゴリズム

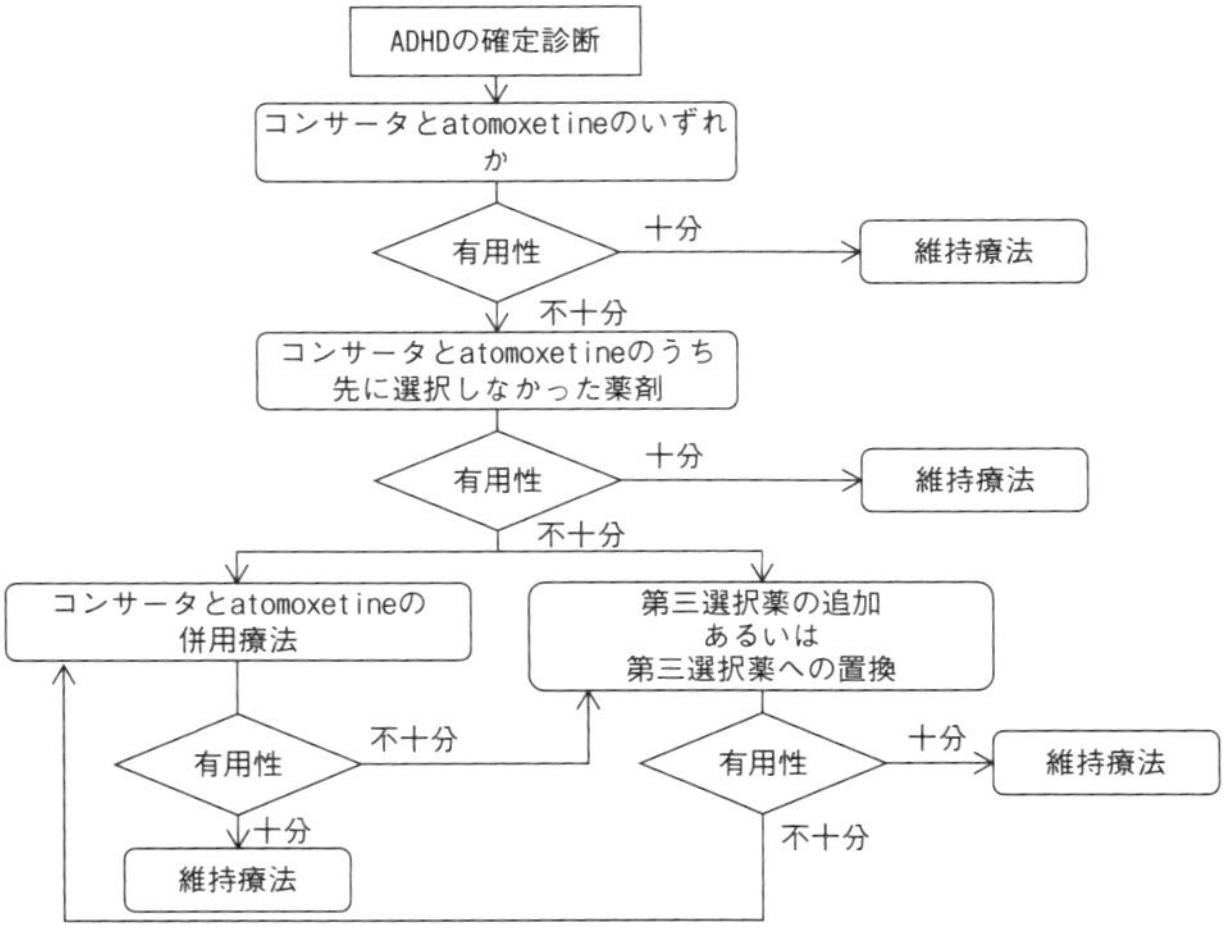
ADHDの確定診断
コンサータとatomoxetineのいずれか
有用性
十分
維持療法
不十分
コンサータとatomoxetineのうち
先に選択しなかった薬剤
有用性
十分
維持療法
不十分
コンサータとatomoxetineの
併用療法
第三選択薬の追加
あるいは
第三選択薬への置換
有用性
不十分
十分
維持療法
有用性
十分
維持療法
不十分

†30代の主婦

これより、ＡＤＨＤの治療薬を投与した症例について、いくつかその経過を報告したい。

志水信子さんは30代の主婦、都内にある有名大学の英文科を卒業してからある電気メーカーで数年間ＯＬをしていた。最近10年あまりは主婦として生活している。

志水さんが病院を受診したのは、小学生の一人息子が学校で多動傾向があると言われたことがきっかけだった。自分でいろいろ調べているうちに、子供より自分にＡＤＨＤの症状があると思い両親に相談した結果、精神科を受診することになった。

聞いてみると、小児期はよく泣く子供だった。不注意の症状がみられ、忘れ物が多く整理が下手でものをよくなくした。落ち着きがないと言われることもあったが、明るい性格で友達関係は良好だった。

学校時代は大過なく過ごしたが、就職してからが問題だった。自分としては普通に仕事をしていたつもりだったが、ケアレスミスが目立った。主婦になってからも整理整頓が苦手で、汚れた食器をためることが多かった。時間や約束が守れないこともしばしばみられた。志水さんの夫は、彼女のこのような性質に寛容であった。

外来で、志水さんはＡＤＨＤと診断され、投薬を希望したので、アトモキセチン10㎎から服用が開始された。当初、軽い吐き気がみられたが、数日で収まった。少量の服薬でも、気持ちの上ではすっきりした感じがあったという。

その後も、アトモキセチンを徐々に増量した。一時的に吐き気がみられたが、短期間で改善している。60㎎まで増量したことにより、自覚的にかなりの効果を感じるようになり、気分的に落ち着いて計画的に行動ができるようになった。

アトモキセチンは１００㎎まで増量し、服薬によって頭の中のざわざわした感じがなくなり、落ち着いて考えられるようになった。また週に2回、事務職のアルバイトをしていたが、ケアレスミスが減り、落ちついて仕事に取り組めるように変化した。

以前のようにいらいらすることも減って日常生活も気分よくおくれるようになったが、片づけは十分にはできないという。夫からは、表情が明るくなったと言われている。

†営業職の男性

山末剛さんは42歳、ある会社の営業職で主にパソコンのソフトを扱っている。児童期から多動と不注意の症状がみられていた。小学校の通知票には、「落ち着きがない、すわっていてもじっとしていられない」「よく友達といざこざがあり口論することが多い」「忘れ物の回数が多い」などと記載があった。忘れ物がひんぱんであったので、教師が怒って家に帰されたこともあった。

学校の成績は良かったため、不適応はみられなかった。高校入学後、勉強に身が入らなくなり、次第に成績が低下した。工学系の大学に入学したが、アルバイトが面白くなり大学は中退し、その後は仕事を転々としていた。パソコンの修理や保守、サーバーの監視や医療事務などの仕事をしてから、現在の会社に就職した。

会社において、次第に業務量が増えるにつれてミスが多くなり、時間どおりに仕上げられないことが増えた。同僚や上司の言うことの内容がわからなくなったり、自分の考えがうまく伝えられなくなったりすることもよくみられた。この当時の業務は多忙で、夜の10時、11時ごろまで残業をすることもまれではなかった。

自分の担当していた仕事で重要な締切を守れなかったことをきっかけとして、山末さんは自らADHDではないかとある精神科クリニックを受診した。私生活では不注意なことが多く、財布や携帯電話などを置き忘れることがたびたびみられた。テレビのリモコンを室内でなくし、何日もさがしまわったこともあった。

精神科クリニックではうつ病として投薬を受けたが、症状面、生活面とも改善はみられずに、3か月後に大学病院の専門外来を受診した。山末さんはここで初めてＡＤＨＤと診断され、メチルフェニデート徐放剤の投与を開始した。18㎎から開始し薬物を漸増したが、特に副作用はみられなかった。

36㎎に増量してから、明らかに仕事上のミスが減った。山末さんの多忙な状態は以前と変化がないが、周囲とのコミュニケーションも良好となり、仕事のパフォーマンスもかなり改善している。担当医からは睡眠不足とオーバーワークにならないようにと注意を受けている。

†認知症ではないかと受診したケース

伊丹紀子さんは30代の女性である。彼女は、自ら認知症ではないかと精神科を受診した。伊丹さんの話では、物忘れがひどくて若年性健忘症ではないかと心配になって受診したのだという。

家庭では火の消し忘れがひんぱんで、洗濯をするときに、洗濯物と一緒にティッシュペーパーや生理用品まで洗ってしまうし、携帯電話やメガネなど大切なものもしばしば紛失するというのである。

伊丹さんは、小学校から高校まで神奈川県で育った。学校の成績は総じて中ぐらいで、特に苦労した覚えもないし、友人関係も良好だった。改めて思い出してみると、子供時代より忘れ物やものをなくすことが多かった。普段はおとなしいが急にカッとなり、他の子供とけんかになることもあった。また時間管理が苦手で、約束を忘れることもたびたびだったが、学校での適応は悪くなかった。

専門学校を卒業後は、派遣社員としていくつかの会社に勤務している。就労してから自らの「物忘れ」をはっきり認識するようになった。仕事上でのケアレスミスがたびたびみられることに加えて、ものをなくすことがひんぱんになった。接客のアルバイトをしているときには、飲み放題の時間帯でないのに飲み放題にしてしまい、店長よりひどく怒られたことがあった。伊丹さんは、20代後半で結婚し一子をもうけている。

夫の話では、要領が悪く手加減ができないで困ることが多いという。一度、子供のジャンバーのジッパーを力任せに上げ過ぎて、子供の首にけがをさせたことがあった。また、串つきの団子を子供に食べさせていたとき、串が唇のはしでひっかかっているにもかかわらずそのまま串を引っ張って、唇の端を切ったこともあった。

本人の訴えによれば、生活上にもさまざまな困難がみられる。まず、時間管理ができない。これにはさまざまな理由があり、時計を読み間違えることもあれば、支度に時間がかかったり、用意をしていても気になることがあると他のことをしてしまうため、なかなか支度が進まなかったりすることもしばしばである。

他にも、期限が迫らないと物事にとりかかれない、無理をしてスケジュールをいっぱいにしてしまう、話していることがうまく伝わらない、うまく言葉がでてこないといったこともたびたびみられた。

この伊丹さんのケースのように、自らの記憶障害を訴えて受診するADHDの人も珍しくない。伊丹さんは、小児期からみられる不注意と多動傾向に加えて、成人になってからの生活上の諸問題からADHDと診断された。

精神科の外来で投薬のメリットとデメリットを説明したところ、伊丹さんはぜひ治療を受けたいと希望したため、アトモキセチンの投薬を少量から開始した。20㎎から少量ずつ増量を行ったが、吐き気などの副作用はみられなかった。

投薬量が治療用量に達した前後から、自覚的に落ち着きが増し、じっくりと物事を考えることができるようになったため、生活上のトラブルも減少している。また初めの訴えであった「物忘れ」も、完全ではないが改善がみられている。最終的にアトモキセチンは120mgまで増量している。

不登校の女子高生

河合良子さんは高校1年生で、小児期より不注意の症状が目立っていた。忘れ物が多く、たびたび教師から怒られた。物をなくしたり、提出物を出し忘れたりすることがたびたびだった。勉強は苦手だった。勉強をしようと思ってもすぐに飽きてしまい、長続きがしないからだった。片づけもなかなかできなかったが、おとなしい性格だったので、大きな問題にはならなかった。

高校は、以前から興味のあった音楽関係のコースのある学校に進学した。けれども入学後もだらしない生活態度は変わらず、朝起きることができずに遅刻を繰り返したり、いらいらして過食したりすることがひんぱんになった。面倒くさいと言っては、何日も入浴をせず、そのまま家で寝ていることもみられた。

学校の課題であるピアノのレッスンも、思うように続けることができなかった。不安定な気分になると、家の中で興奮して物を放り投げたり、大声をあげたりすることを繰り返した。河合さん本人も自分は他の人とはどこか違うと思い、母親のすすめに従って、ある精神科クリニックを受診した。

けれども受診した病院では、診断はよくわからないと言われた。少量の抗うつ薬と抗不安薬が投与されたが、効果はなかった。このため発達障害の専門外来を紹介されて受診となった。ここでＡＤＨＤと診断されて、河合さんに対しは、メチルフェニデート徐放剤が投与された。

当初、服薬が不規則であったが、きちんと服薬するようになってからは目立って状態が安定した。それまではよく学校を遅刻したり、はっきりした理由もなく休んだりすることが多かったが、生活が規則正しくなり、休まずに通学できるようになった。投与量は27mgを継続した。

気分的にも明るく前向きになれ、学校の行事にも熱心に参加するようになった。それでもついがんばりすぎてしまい、行事が終わった後などに、疲れて数日休むこともみられている。また多少のミスはあるものの、勉強にも熱心に取り組むようになり、成績も以前より向上した。

†心理社会的治療

これまで、ADHDの小児に対する治療は、薬物療法に加えて、心理社会的な治療も行われてきた。社会適応や予後を改善するには、さまざまな治療法を併用することが必要であるが、現実には、利用できる治療方法は限られていることが多い。このことは、成人においても同様である。投薬に加えて心理社会的治療が併用されることが望ましいが、現実には限定的なのである。

心理社会的治療の中で、重要な治療法の一つに、前述した心理教育（サイコエデュケーション）があげられる。心理教育によって、ADHDという疾患の特徴を理解することは大前提であり、患者本人に実生活における行動上の指針を与えるものである。さらに、薬物療法を行っている場合には、本人だけではなく家族においても、投薬の効果、副作用について十分に理解している必要がある。十分な心理教育によって、薬物使用についての誤解を解くとともに、薬物療法に対する本人の協力を得ることが可能となる。

成人期のADHD患者においては、幼少期からの失敗経験が積み重なったため、自信をなくし自己否定的になりやすいことに加えて、うつ病などさまざまな併存疾患を伴うことが多い。診断基準の閾値以下の患者においても、ADHDの症状によって、学校や職場でさまざまな機能障害を生じていることは少なくない。

ADHDの治療薬は、「不注意」「多動、衝動性」などの臨床症状に有効性は高く、注意力、集中力の改善をもたらすが、これだけで必ずしも彼らの生活全般が改善するわけではない。成人のADHD患者は、さまざまな症状によって不適応状態になりがちであるが、彼らなりの「方法」で状況を乗り切っていることが多く、自分なりの対処行動はパターン化されているため、簡単に変えることは難しい。

図表7-6に、成人期のADHDでみられる認知面での問題点（歪み）について示した（樋口輝彦他編『成人期ADHD診療ハンドブック』じほう）。また図表7-7には、ADHDの人がしばしば用いる対処行動（補償方略）について示した（同前）。

認知行動療法は、患者本人にこのような自らの認知面での問題点について自覚してもらい、そのパターンを変えるようにすることで、適切な対処行動を身につけていこうとする治療法である。患者本人が自らの認知の歪みと悪循環となっている行動パターンに気がつき、対処方法を治療者とともに考案することを繰り返すことが必要となる。

ADHDの治療のゴールとしては、長期的には症状の改善にとどまらず、生活上の困難

図表7－6　成人期のADHD患者に一般的にみられる認知の歪み

過度の一般化	特定のミスから一般的な結論を出したり、元々のミスと関係があろうがなかろうが、その結論を他の状況に適用すること
魔術的思考	問題解決を自分が制御できないこと（例えば、運）に過度に頼ること（「適切な用量の薬物療法を受ければ、すべての問題を解決できる」）
相対的思考	他人と比較して自分がどれほど上手くできているかで自分を評価する（「試験で時間を延長してもらう必要があるのはクラスで私だけだ。私は大学についていけないだろう」）
公平さの誤認	すべての点で人生は公平であるべきだという信念（「教科書を1章分読むのに、ルームメイトよりも時間がかかるなんて公平じゃない」）
全か無か思考	起きたことを二分して、黒か白のようにみる傾向（「私のスーパーバイザーがいくつかの項目で『改善の必要がある』と書いていた。私がやったことは全くダメに違いない」）
読心術的推論・占い	確固たる証拠もないのに、他者が当人を否定的に捉えており、状況が悪化するだろうと推論すること（「きっと同僚は私を信用できないと思っている」）
べき思考	自分自身や行動の一側面に関する非現実的で非適応的な規則をつくる（「座って考えたりせずに私はスケジュールの優先順位を付けるべきだ」）
不適切な非難	不公平な自分や他者への叱責とその他の要因の見落とし（「彼女は私がADHDであることを理解すべきであり、デートをすっぽかしたことを怒るべきではない」）

図表7－7　成人期のADHD患者に一般的にみられる補償方略

予期的回避／先延ばし	未解決の課題の困難度を拡大視してしまい、自分がその課題を完遂する能力に疑いをもつ。結果として、先延ばし行動を合理化する
瀬戸際政策	課題を完遂することを最後の最後まで待つ傾向。締め切りが差し迫ってやっと完遂する
課題のジャグリング	その前から始めた計画の進展がないにもかかわらず新しくて刺激的なことに取り組み、「精力的で生産性が高い」と感じる。
疑似成功感	優先順位の低く簡単な課題をいくつか終わらせて、優先順位の高く難しい課題（例えば、仕事の報告書を書き終える）を回避する
禁欲主義的思考	生活上の望ましい変化の見込みを過度に悲観的にとらえることで、平然と置かれた状況を受け入れる

さを改善すること、さらに患者の能力を十分に発揮できるような状態をもたらすことが必要である。特に、症状が慢性化し社会的な不適応が長期にわたるケースにおいては、薬物療法のみでは十分ではなく、認知行動療法などの併用が望ましい。

†認知行動療法

認知行動療法を行うにあたり、成人のADHDに特化した認知行動モデルが、サフレンらによって提唱されているが、これを図表7-8に示した（樋口輝彦他編『成人期ADHD診療ハンドブック』じほう）。この認知行動モデルでは、生活上の機能障害が生じるのには、二つの経路があると仮定されている。一つはADHDの症状によって、行動面における対処法を有効に活用できないために、さまざまな機能障害が起きるという経路である。もう一方の経路では、ADHDの主症状によって失敗経験を繰り返すために否定的な認知や信念を持ちやすくなり、その結果として抑うつや不安などの精神症状が出現し、結果として機能障害が起こるというものである。

このような機能障害を防ぐためには、ADHDの症状を投薬によってコントロールするとともに、具体的な生活場面における対処方法を身につけ習慣化していくような継続的な

図表7－8　成人期のADHDの認知行動モデル

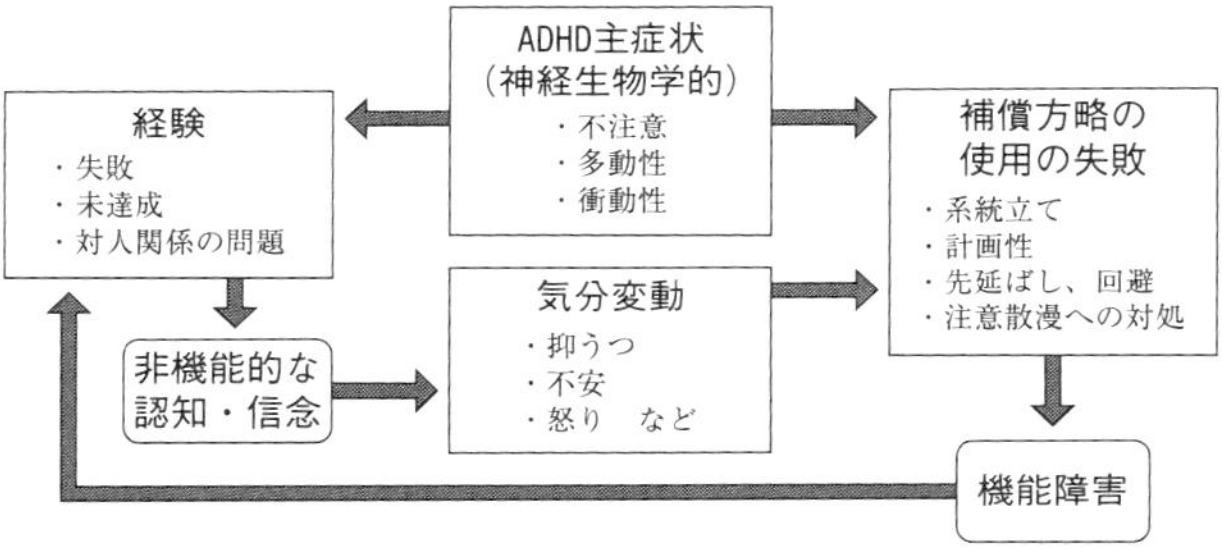

図表7－9　ADHDに必要なスキル

1．集団参加行動
ルール理解・遵守、役割遂行、状況理解
2．言語的コミュニケーション
聞き取り、表現、質問と回答、話し合い、会話
3．非言語的コミュニケーション
表情認知、ジェスチャー、身体感覚
4．情緒的行動
自己の感情理解、他者の感情理解、共感
5．自己・他者認知
自己認知、他者認知、自己―他者認知

努力が必要となる。これには、患者と治療者の共同作業が重要である。

認知行動療法の最終的なゴールは、①自己マネージメントのスキルや対処行動を身につけ、症状をコントロールできるようにする、②自尊心、自己肯定感を持てるようになる、③注意力や感情調整のスキルを向上させる、ことなどである。

また小貫らは、ＡＤＨＤに必要とされる社会生活上のスキルとして図表7－9に示すものをあげている（小貫悟、名越斉子、三和彩『ＬＤ・ＡＤＨＤへのソーシャルスキルトレーニング』日本文化科学社）。これらは小児を対象に検討されたものであるが、成人のＡＤＨＤにも共通しており、認知行動療法などを通じて改善をはかることが必要となる。

†コーチング

コーチングは、最近注目されているＡＤＨＤの援助技法の一つである。コーチングにおいては、コーチ役の治療者が、患者が実生活のさまざまな場面における目標に到達できるように援助を行う。患者は治療者との面接場面において、具体的な生活場面においてどのような行動をとったかについて報告する。治療者は、目標にいたるさまざまな選択肢について討論するとともに、患者の行動パターンの問題点について指摘する。

コーチの役割としては、以下の四つが示されている。すなわち、①気づかせる、②習慣化する、③罪悪感を取り除く、④注意と意欲を持続させる、というものである。

コーチができる具体的な援助については、「計画を作成すること」「計画を覚えておくこと（例　カレンダーにシールを貼るように伝える、コーチが確認連絡をし、メールなどの報告義務を行う）」「計画からそれないようにすること」「大きな失敗をしない計画を作成すること（無謀な計画を立てることがないようにすることや、予期せぬ出来事が起きてもその場で対応できるように見守ること）」「計画を遂行するための短期目標を設定すること」などがあげられる。

このようにコーチからの援助を受けながら、患者が目標を達成するための具体的な方法を学ぶことで、日常生活の障害が改善されていくことが期待される。

†グループ療法

ここで、昭和大学附属烏山病院で行われている成人ＡＤＨＤ患者のグループを対象とする認知行動療法について、その概略を紹介したい。この治療法はわが国においては初めての試みであり、担当の横井英樹心理士、五十嵐美紀ソーシャルワーカーらによって、現在進行形で試行錯誤が繰り返されている。

治療開始にあたって、成人期のADHD患者10名を対象として、「グループ療法のプログラムに期待すること」「現在困っていること」について聴取を行い、プログラムの作成の参考とした。

まず、「プログラムに期待すること」では、忘れ物対策、感情のコントロール、時間の管理などADHDの中核症状に対する意見があげられたとともに、ストレスに対する対処方法や人間関係の改善の仕方についても希望がみられた。また、グループのメンバーとの共感体験を望む意見が多く寄せられた。「困っていること」に関してもADHDの中核症状に加え、実行機能や人間関係、感覚について意見が寄せられた。

この結果をもとにして、①順番立てと計画性、②注意の散漫への対処、③不安症状と抑うつ症状への対処に加え、多動症状、ストレス対処、対人関係についてのプログラムを追加して、全12回のADHD専門プログラムを作成した（図表7－11）。プログラム回数は先行研究が概ね10～15回で実施されていることとニーズを考慮して決定した。

認知行動療法は個人と集団に対する方法があるが、これまでの成人期ASD患者へのプログラム実践の経験と、対象者の知的水準が高いことから、ピアカウンセリング効果や体

図表 7-10　ADHD に対する参加者の意見

プログラムに期待すること	
	・人間関係の構築、仲良くしたい ・共感できる体験がしたい／悩みを共有したい／お互いに困っていることを助け合いたい ・自己理解を深めたい／ADHD との向き合い方を知りたい ・弱みを強みに変えられた事例を知りたい ・ストレス解消法を知りたい／つらさを我慢する以外の対処方法を知りたい ・自分の ADHD 特徴を開示するメリット、デメリット ・感情のコントロールを学びたい ・忘れ物の工夫を知りたい ・時間管理の仕方、締め切りを守る方法を学びたい
困っていること	
多動	・映画館に居られない／飛行機・電車に乗れない ・気になることを調べ始めると終わらない ・いつも焦って考え、行動する ・常に頭の中で何か考えている／しゃべりが頭の中で考えていることに追いつかない ・行列、レジの列に並べない／待てない／退屈に耐えられない ・感覚のソワソワ感／手遊び、ペン回し／歩き回る／ザワザワ感がある ・世の中のスピードが遅い
衝動	・人が言いたそうなことを先回りして言ってしまう／空気を読まずに発言（特にネットで） ・人の話に割り込む／他人の話が聞けない／多弁になる ・相手のことをよく確認しないでしゃべる（相手に無関心、聞き手の関心に無頓着） ・金銭管理が苦手（カードで買い物、衝動買い）／買い物であれもこれも欲しくなる ・イライラを抑えられない時がある
不注意	・遅刻する／出かける準備が苦手 ・忘れものをする／失くしものをする（財布、鍵、傘、携帯電話など） ・視線を外すと無いものとなる／物事が背景化する ・他のことに思考を奪われる／切り替えが困難 ・今やっていることが終わる前に次の事が気になる ・数字が苦手（気を付けてメモを見ながらでも電話番号を打ち間違う） ・他人の会話が入ってくる／人の話が頭に残らない ・初めての場所にたどり着けない／迷子になる ・食事でよくこぼす／気づくと怪我をしている ・運転が難しい（自動車、自転車）
考え方	・気分が不安定（パニック・不安・強迫） ・約束（恐怖を感じる）をキャンセルしたくなる ・否定されること／他人を否定する／人を見ることが苦手 ・マナーの無い人／歩きスマホしている人／のろのろ前を歩く人、前を走る車が苦手 ・怒っている人を見るとイライラする ・一見普通に見えるからか、世間の目が厳しいと思う ・悪気はないのに怒られる ・自他のズレ解消の難しさ／自分が注目される
実行機能その他	【実行機能】 ・やることを先延ばしにする ・計画を立てられない／締め切りを守れない（特に長期の締め切りが苦手） ・良かれと思ったことが実は良くなかったということがある 【対人関係】 ・コミュニケーションがうまく取れない／家族間のコミュニケーションが苦手 ・過集中してしまう（関心があることに集中すると他が見えなくなる） 【環境へのストレス・感覚の過敏さ】 ・満員電車、人混み ・大きな音（しゃべり方、ぶつかる音）／特定の音（モニター音、子供の声） ・肌触り（綿素材でないと不快感を覚える）／肌の弱さ（特に首周り） ・まぶしさ／暑さ（光が苦手、太陽が苦手）、寒さ

験共有（共感）が期待されることなどを考慮して、グループで実施することとした。図表7－12に、個人療法と集団療法のメリット・デメリットを示した。

プログラムを実施するにあたり、1グループの成員は10～12名の希望者を募り、最少人数を10名とした。プログラムを実施するスタッフは基本的にリーダー、サブリーダーの2名とし、すべてのプログラムにおいて同一スタッフが担当した。

プログラム構成は、「始まりの会（20分）」で一週間の出来事を語ってウォーミングアップを行い、各回のテーマに沿った「プログラム（100分）」を実施、最後にプログラムの感想を発表する「帰りの会（10分）」を行うことを基本とした。途中、プログラムの進行に応じて休憩を取り、全体として150分のプログラムとした。

グループ運営上の配慮事項として、各参加者の特徴を考慮しながら発言量などに偏りが生じないようにすること、プログラム参加期間中のスタッフによる参加者への個別支援は原則として行わず、精神症状の悪化など治療的な介入が必要になった場合は、プログラムへの参加継続可否の判断も含めて参加者の精神状態や安全を優先した判断を行うことなどに留意して、プログラムを実施した。

図表7-11　ADHD専門プログラム

回数	プログラム内容
1	オリエンテーション／心理アセスメント
2	心理教育：ADHDを知る／ディスカッション
3	心理教育：不注意／ディスカッション
4	心理教育：多動性／ディスカッション
5	心理教育：衝動性／ディスカッション
6	認知行動療法：不注意／対処法ワーク
7	認知行動療法：多動性／対処法ワーク
8	認知行動療法：衝動性／対処法ワーク
9	心理教育：ストレス対処、環境調整
10	対人関係（家族編）：ディスカッション
11	対人関係（職場編）：ディスカッション
12	まとめ／心理アセスメント

図表7-12　個人療法と集団療法のメリット・デメリット

	メリット	デメリット
個人	・本人の困っていることに焦点を当てられる（きめ細かな対応）	・効率が悪い（1対1対応） ・時間的限界がある
集団	・同じ悩みを持つ仲間と出会い、共感が得られる（孤立感低減） ・他参加者を客観的に見ることで自己理解が深まる	・グループ運営が難しい ・人数を集めることが難しい

†グループ療法の有益さ

この治療の対象の条件は、①昭和大学附属烏山病院に通院中の成人であり、②ADHDの診断に分類され、③精神症状が安定していると主治医が判断し、④本研究の内容を理解し同意の得られた者で、以上4条件の全て満たした者35名を対象としている。

プログラムは全12回を1クールとし、第1期から第3期まで3クール実施した。3クールの合計参加者は35名であり、うち3名は途中で中断している。男女比は3クールともほぼ半々の割合で、ASDグループと比較すると女性の参加比率が高かった。出席率は全体でも8割を超えており、参加者の意欲、動機づけが高かったことがうかがえる。

プログラム初日の様子から、ASDグループとの違いが現れた。初回からお互いに声をかけて雑談が始まる。対人接触の良さやコミュニケーションに対する抵抗感のなさ、あるいは衝動性からくるのかもしれないが、グループの雰囲気は良好であった。

ディスカッションにおける発言も多く、回を重ねるごとに凝集性が高まっていくのが感じられた。プログラム開始前は、多動症状によりグループ運営が困難になるのではないか、衝動的な発言が多くトラブルが発生しないかなどが懸念材料であったが、勝手に動き回わるような多動がある参加者はなく、状況にあった発言が大半であった。予備調査で得られた共感体験を得たいというニーズはいずれのグループでも聞かれた。

一方で、プログラム開始時間に到着することが難しい、休憩時間を守れないなど時間やスケジュールの管理が難しい人も多く、社会人として求められる生活を行う上で、さまざまな問題を招く可能性があることが推測された。

参加者同士の関係性については、全12回のプログラム終了時に「グループを継続したい」との要望が多くの参加者からあった。参加者の希望により「OB会」としてグループは自主的に継続している。同じ生きづらさを持つ者同士の居心地のよい関係を大切にしたいという思いが強く感じられた。OB会はクールを終える度に参加者が増えている。

参加者に好評だったテーマとしては、「忘れ物対策」「時間管理（集中力）」「衝動買い」「ストレス対処の方法」などであった。参加者の困り感が少ない「多動性」を扱った会では、ディスカッションが低調になりやすかった。また経験や対処法の共有を目的としたディスカッションにおいては討論する時間が不足する場面が多くみられた。

日々の生活に生きづらさを抱え、参加者各自が自分なりにいくつもの対処法を試しながら生活を送ってきている中で、これまで自分が考えてもいなかったような対処法を他の参加者から聞くことができるのは、大変貴重で有益な経験となっていた。精神症状に関しても、全12回のプログラムによって、不注意症状を中心としたＡＤＨＤの症状が改善し、不安感の低下が認められている。

†ＡＤＨＤに対応できる治療施設を

ＡＤＨＤには、社会適応が比較的良好な軽症のケースから、長期にわたり引きこもりを続けているような重症のケースまで多様な症例が存在している。軽症例においてはＡＤＨＤという疾患について説明するだけで本人が納得し、自信を取りもどす例もみられ、また投薬により劇的な改善を示すケースも多数経験している。

一方、慢性例やうつ病などの併存疾患を持った例においては、治療は容易でないことも少なくない。このようなケースにおいては、本章で述べたような心理社会的治療を行うことが望ましいが、現状では十分でないことは明らかである。今後、ＡＤＨＤに対応できる治療施設を充実させることが大きな課題である。

第8章

衝動性・攻撃性

†精神疾患と衝動性・攻撃性

ＤＳＭ－５などの診断基準にも記載されているように、ＡＤＨＤにおいては、しばしば顕著な衝動性や攻撃性がみられる。さらに一部のケースでは、他者に対する攻撃的な行動まで進展する例も存在し、ＡＤＨＤは成人における犯罪と関連が大きいという報告もあるが、これを否定する研究もみられる。

衝動性や攻撃性が顕著となる精神疾患は、ＡＤＨＤのみではない。躁うつ病の躁状態においては、気分の高揚とともに、衝動的な問題行動がしばしば認められる。また、パーソナリティ障害の一つである反社会性パーソナリティ障害においても、「易怒性および攻撃性、これは身体的な喧嘩または暴力を繰り返すことによって示される」という項目が診断基準に記載されている。

ＡＤＨＤの診療にあたっては、患者にみられる衝動性や攻撃性が他の精神疾患ではなくＡＤＨＤによるものであることを明らかにする必要があるとともに、そのような問題行動に対する適切な対応を検討しなければならない。

この章ではまず、ＡＤＨＤの衝動性、攻撃性に関するこれまでの研究結果について紹介

図表８－１　ADHDにおける逮捕、有罪、収容歴

	ADHD群（n＝93）	対照群（n＝93）
逮捕歴	44（47%）	22（24%）
有罪歴	39（42%）	13（14%）
収容歴	14（15%）	1（1%）

したい。マヌーザらは、ＡＤＨＤと診断されたニューヨーク地区の６歳から12歳の男児２０７例の経過を追跡し、38歳時までの触法歴について、健常対象群と比較を行った。その結果を図表８－１に示したが、逮捕されたもの、有罪の判決を受けたもの、矯正施設に収容されたもの、いずれもＡＤＨＤ群において高率であった。さらにＡＤＨＤ群においては、反社会性パーソナリティ障害と薬物乱用も高率でみられたと報告している。

一方、ＡＤＨＤは犯罪行為とは直接関連しないという研究もみられる。モルドーレらはノルウェーの精神科で入院治療を行った５４１例の小児を対象として、19～41年の経過をフォローした。その結果、対象者の24％がなんらかの犯罪行為を起こしていた。診断的には、行為障害と多動性行為障害が犯罪のリスクを高めたが、広汎性発達障害と精神遅滞は犯罪のリスクを低下させた。ＡＤＨＤでは犯罪行為との関連は認めなかったとしている。

次に述べるのは、カナダにおける研究である。ピンゴートらは、

就学前の2741例の小児を対象として、19年にわたり経過をフォローアップした。具体的には、6歳から12歳において、毎年、親と教師によって、多動、不注意、攻撃性などの症状を評価し、25歳までにおける犯罪行為との関連を検討した。その結果、犯罪ともっとも関連の深かったのは攻撃性であり、多動との関連は比較的小さかったと結論している。

ADHDは暴力的な犯罪と直接関連しないとしても、一部のケースにおいては、衝動性、攻撃性が顕著である。この章においては、激しい衝動性、攻撃性を示したADHDのケースを紹介したい。

†元信用金庫の職員

次に述べるケースは、ADHDの特徴を持ちながらも、大学を卒業して就労するまでは比較的安定した生活を続けていたにもかかわらず、仕事の失敗をきっかけとして精神的に不安定となり、激しい衝動性、攻撃的な行動を示した男性のケースである。本人は、一時は、地方の信用金庫の職員という堅い仕事についていた。

この症例は以前に別の著書で紹介したことがあるが、ADHDの特徴が顕著にみられるので、概略を述べたい。

大野さんには子供の頃から現在まで続く「不注意」という問題は存在していたが、それが問題になったのは、成人してからのことだった。彼は一見したところ、「今風」の若者で、見た目のセンスは悪くはないし、話をしたときの対応もていねいで好感が持てた。不安定な精神状態を示すことがあるとは思えなかった。

しかし、仕事を事実上クビになり無職になった彼は家に引きこもり、激しい焦燥感にかられて怒鳴り散らすことが続いた。結局、大野さんは「自分を抑えられなくなって、やることすべてが気ちがいざたになってしまうんです」と言って精神科に入院した。

大野さんは、小学校から大学まで、これといって大きなトラブルを起こしたことはなかった。本人に言わせればこれまで、親しい友達ができたことはほとんどなかったというが、学校生活はそれなりにこなしていた。

小学生のときは、教師から忘れ物が多い、落ち着きがないなどと指摘されることはたびたびみられた。だが、大きな問題にされることはなかった。

高校卒業後、地元にある私大の経営学部に入学した。本人の話では、大学は「可もなく不可もない」ところだった。親しい友人はできなかったが、周囲から孤立することもなかったという。学生時代の問題はといえば、パチスロに凝ってしまい、サラ金から数十万円の借金を作ったことだった。当時も子供の頃からの不注意さは持続しており、車を運転中に接触事故を数回起こした。一般に、ギャンブルへのはまりやすさ、交通事故の頻度の多い点は、ADHDに特徴的である。

卒業後の就職は、父親の紹介で順調に決まった。地元の信用金庫である。就職してから、大野さんの生活は一変した。彼の担当は営業だったが、これほど仕事がストレスになるとは、考えてもみなかった。

まず、職場の人間関係がまったくうまくいかなかった。同僚は40代、50代の男性が多かったが、ほとんど話が合わなかった。何か相談しようとしても、緊張してなかなか自分からは切り出せなかった。周囲からは、「気が利かない」「仕事の覚えが悪い」などと、ひんぱんに叱責された。

自分の席に座っていてもその場にいるのが辛くて、すぐにタバコを吸いに席を立った。次第に遅刻や無断欠勤が増え、解雇に近い形となり2年あまりで退職になった。これは当然の成り行きだった。

数か月後、大野さんは別の不動産会社に再就職したが、前の職場と同様で、はじめからうまくいかなかった。同僚とも顧客とも円滑な人間関係が作れない上に、不注意から細かいミスを繰り返し、わずか2か月で退職してしまう。

大野さんは家に引きこもった。家族に暴力を振るうことはなかったが、ひどく落ち着かない状態が続き、ベランダから大声で怒鳴ったり、壁を叩き続けたりしたため、精神科を受診した。

†精神科病棟で

「イライラすると、普段はサンドバックを殴ったり、布団に向かって叫んでます。調子が悪いときは、何をしても楽しくない。叫ぶと落ち着きます。自分がこのような所に入院しているというのも、情けなくイライラします。布団を口にあてて叫ぶとすっきりします」

入院後、精神科病棟の診察室の中で、落ち着いた口調で大野さんはそう話した。しかし病室へ入ると、彼の状態は一変し、突然声をあげ始めた。他の患者や職員に対する暴力に発展することはなかったが、理由もなく病棟の中を歩き回り、かかえていた自分のバッグを床にたたきつけた。

「弟は介護福祉士でがんばっているんです。弟は働いているのに、おれはこんなで、死んだほうがいいんです。生きていても仕方がないんですよ。大人になりきれないんです。理屈っぽいから大人に見えるようだけど、自分は駄目なんです。それが病気なんです」

「自分が家族に迷惑をかけていることが情けない。ぼくは小さい頃から親に抱っこされて、抱きしめられたことがないんですよ。愛情を注がれなかったんです」

そう言うと大野さんは、自室で大声を出し続して、まわりにある物を投げつけた。看護スタッフが問いかけると、彼は独り言のようにつぶやいた。

「自分に腹が立つ。もう生きていても仕方がない。どこで切腹しようかな。もううじうじしていて、何やってんだよっていう感じ。おれはこんなで死んだほうがいいんですよ。生きていても仕方がないんです。だめなんですよ」

「マイナス思考というか、自分にむかついてきてしまって、落ち着かないんです。急にガーっときてしまいます。自分がふがいなく思えてくるんです」

大野さんは、しばらく話していると落ち着いてくるが、そうかと思うと急に興奮することもあった。自室内をグルグルと歩き回り、窓をこぶしで叩いたりもする。

「人とうまくコミュニケーションがとれない自分が憎いです。他の人はどうしてあんなに楽しそうにできるんですかね。人が憎くて仕方がない。でも、何かがあったわけじゃないんです。こういうこと考えていること自体に腹が立ちます」

「何か原因があるわけじゃないんです。急にイライラしてしまって。毎朝、こうなるんです。人が憎くて仕方がなくなる。何もかもぶっ壊したくなってしまうんです」

怒鳴り声をあげた後は急に物静かになり、「自分では大きな声を出しちゃいけないとわかっているんです。すみません、本当に迷惑をかけて」と神妙に謝罪をするのだった。

†治療経過

小児期から「多動」と「不注意」の症状を示したことから、大野さんはＡＤＨＤと診断され、薬物としてメチルフェニデート（リタリン）が投与された。一日量20㎎では効果はなかったが、30㎎に増量すると、劇的に奏功した。

服用をはじめて数日すると、「イライラすること」が消失した。さらに大声をあげることもほとんどみられなくなった。自覚的にも考えがよくまとまるようになり、落ち着いて物事の判断を下せるように変わった。それでも本人はあまり自分に自信が持てない様子で、「何かだめなんです。人と話していても、楽しめない」と訴えた。

自宅への外出も行うようになったが、以前にみられた家族に対する粗暴な言動はなくなった。その際本人の希望で、障害者の施設にボランティアとして参加したが、そのことをきっかけとして、再度彼は不安定となった。

「ダメだ。自分が情けない」と言って大声をあげたり、机を叩いたりする。「他の人の姿を見ていると、自分が情けなくなる。悔しくて仕方がない。人に対して腹が立つ」という訴えを繰り返した。急に怒り出して、壁やテーブルを拳で殴ることもみられた。

薬物療法では、リタリンを中止し、興奮状態を鎮静するために抗精神病薬が投与されたが、大野さんの衝動性はなかなかおさまらなかった。一時的に保護室を使用し、身体抑制をしなければならなかった。それでもこみあげてくる感情を抑えられず、彼は抑制されながらも、ベッド柵に腕をたたきつけ、足を激しく蹴り上げた。

†大学は出たけれど

もう1例、別のケースを示す。谷吉淳一郎さんは、都内の有名私立大学卒という学歴を持っている。けれども実際に彼に会ってみると、その外見は、大学出どころか、これまで学校でまともに勉強したことがあるようにはとても見えなかった。

初めて外来を受診したときの谷吉さんは29歳で、だらしなく太った身体に、薄汚れたジャージをまとっていた。顔を合わせるなり、彼は、大量の汗をかきながら、機関銃のように、自分の病気について話し始め、なかなか口をはさむ余地を与えてくれなかった。彼は長い経過を持つ統合失調症の人のようにも思えたが、話に耳を傾けてみると、谷吉さんの述べることは筋が通っていて不自然な内容ではなかった。

受診時の相談表に谷吉さんは次のように記している。

「長く受診していたクリニックの院長に、家族ともども不信感を持ってしまい、自分の将来を考え、こちらに参りました。以前は確かに、オーバードース（OD）、自傷行為、家族への暴言、脅迫などで警察、救急車騒ぎで、社会復帰などは考えられなかったが、症状が安定してからも、短時間のバイトすら認めず、作業所に通えとのことだが、作業所は空席がまったくなし。このままでは引きこもりになってしまう。クリニックは社会復帰を邪魔している」

社会復帰を希望しているといっても、谷吉さんの状態は、安定しているとは言えなかったし、具体的なあてもなかった。彼がはじめて精神的に不安定になったのは、19歳のときである。入学した大学でうまく適応できずに不安感、焦燥感が強くなり、自ら精神科を受診したが、その後、処方されたクスリを過量服用することを繰り返して、何度も救急病院へ搬送された。

児童期より谷吉さんは、多動傾向と不注意による忘れ物、落し物などがひんぱんにみられていたが、学校での適応は悪くなかった。成績は上位で、私立中学の受験をして、ある大学附属の中高一貫校に入学している。このように、普通以上の知的機能を持っているADHDの人は、児童期に障害があると認識されないことが多い。

高校時代、「自分はださいし、みにくい」と他人の目を気にすることを訴えるようになった。卒業後は系列の大学に進学したが、このような対人恐怖的な症状が強くなり、半年でいったん退学している。その直後に彼は、派遣社員として就職し、神奈川県内で寮生活を始めた。

仕事は単純作業だったが、周囲とうまくいかなかった。うまの合わない上司にえりくびをつかまれて、何度もいじめられた。母親に泣いて電話をしたら、そのことが職場に知られて逆にからかいのネタになった。無理して働き続けていたが、半年でやめた。

それからは、都内にもどり単身生活を始めたが、アルバイトについても長続きしなかった。不安感、焦そう感が強くなり、はじめて精神科を受診したときには、「こんなもの、病気じゃない」と医師に言われて取り合ってもらえず、頓用として抗不安薬が10錠だけ処法された。1錠服用したが、効果がなく、残りをすべて飲んでも何も変わらなかった。谷吉さんは、医者に甘くみられたと思い、次の受診のときに、ナイフで左手の甲を切りまくって医師にみせたら、多少は真剣に話を聞いてくれるようになった。

この頃、谷吉さんには、交際している女性がいた。インターネットで知り合った仲だったが、谷吉さんは彼女を心の支えにしていた。ところがその女性が以前に風俗関係の仕事をしていることがわかってから、いらいらしてアームカットをすることが癖になった。谷吉さんは、人に見せられないほど、自分の左腕を切り刻んだ。

都内にある彼女のアパートで、悲しくて涙が止まらずに泣き続けた記憶もある。そのアパートの部屋で大量服薬をし、気を失って倒れている谷吉さんを、彼女が発見して大騒ぎになったこともあった。

一方、一時的に、谷吉さんの気分は理由もなく高揚することもあった。パンクファッションに身をつつみ、髪を金色に染め、ピアスがわりに安全ピンで耳に穴を開けた。真っ赤に染めたTシャツに、憧れていたミュージシャンの真似をして「RAPE ME!!」と文字を書きこみ、黒い十字架を胸から下げて歩いていたら、柄の悪い外国人から目をつけられてけんかになった。

この当時の彼は、出会い系のサクラや、ポルノビデオ販売のアルバイトをしていた。けれども感情面で不安定になりやすく、無断で仕事を休むことが多かった。谷吉さんは毎日のようにアームカットとODを繰り返し、部屋の中は血まみれのティッシュで一杯になっていた。

このように不安定な谷吉さんを見て、両親は自宅に彼を連れ戻した。しばらくして、いったん中退した元の大学に再入学することとなった。今度は、大学に熱心に通った。専門は考古学だった。

だが、大学での成績は良かったにもかかわらず、友人はほとんどできず、研究室にも溶け込めなかった。谷吉さんは、人間関係の機微や相手の気持ちをうまく汲み取れないことがみられた。教育実習では、担当の歴史の先生から冷たくあしらわれて辛かったが、何とかやり通して教職の資格を得ることができた。この谷吉さんのように、ADHDの人は、思春期以降に次第に対人関係が悪化することがしばしば認められる。

その頃、楽しいことといえば、マクドナルドでのアルバイトだけだった。そこでは何一つ文句なく、楽しく働けた。この当時、自宅近くの精神科クリニックに通院を始めていた。抗不安薬や抗うつ薬が処方されたが、医師はあまり親身に相談にのってくれなかった。そのクリニックで谷吉さんは、ボーダーライン（境界例）と診断されていた。

大学の卒業が決まり、アルバイトをしながら就職活動をしたが、なかなか採用してもらえなかった。クリニックの医師から、「大きな病院で脳の検査をしたほうがよい」と言われ、ある大学病院を受診した。そこではアスペルガー症候群と診断されたが、詳しい説明はしてもらえなかった。また父親は知り合いのつてをたどり、個人的に別の精神科医に相談したが、「私には手におえない」と突き放されている。

†トラブルばかりの卒業後

大学は卒業論文を書き上げて、卒業することができた。多少、甘く採点してくれたようだった。だが、就職は決まらなかった。

このため、谷吉さんは、両親と同居しているのが辛くなり、家を出て一人暮らしを始めた。両親とは些細なことからひんぱんに口論となり、かろうじて暴力を振るうことはこらえていたが、よく物にあたって壊していた。

アパートは繁華街の近くを選んだが、これは失敗だった。近くのライブハウスの音がうるさくて、文句を言ったら、ライブハウスのスタッフとけんか寸前までいった。それ以後、部屋の前にゴミをおかれたり、郵便を抜かれたりなどの嫌がらせを受けた。やむなく、実家近くのアパートに引っ越した。この前後より、谷吉さんは生活保護を受けている。転居してから、生活はさらにだらしなくなった。いらいらして過量服薬を繰りかえした上に、浪費癖も悪化した。

今度のアパートでも、隣人とのトラブルが起きた。隣の部屋の騒音が気になったので、相手のことをネットに書き込んだら本人の目にとまり、「殺してやりたいくらいだ」と言われて、殴り合いになりそうになった。その人は退室したが、別の住人が夜中に大声を出すため、何度も文句を言いに行った。隣人が帰ってくる前に寝てしまえばいいと思い、午後五時ごろに睡眠薬を飲むこともあった。

このようなトラブルのため、何度も警察を呼んだ。谷吉さんに対する警官の対応は、意外に親切だった。精神科のクリニックに通院はしていたが、気分は落ち着かなかった。憂うつな気分になり、アパートに戻りたくないため、夜中まで川のほとりの公園で過ごすこともあった。睡眠薬を多量に服用して入水自殺を試みたこともあったが、最後まで踏み切れずに死ねなかった。

一度、アパートにいるのが嫌で、ある精神科病院に自ら入院したこともある。その病院のスタッフからは、「君は病気じゃない。早く退院しなさい」と言われ、5日間で退院になった。

アパートにいても落ち着かないため、ときどき実家に帰るようにしていた。実家にいると寂しさはまぎれるが、一方で両親とトラブルを繰り返すようになり何度も家で怒声をあげたため、警察を呼ばれて警察署で指紋までとられた。

生活保護を受けていたため、ケースワーカーからは自分のアパートで生活するように指導を受けた。これに対して谷吉さんは、「アパートに帰れ、帰れと言うなら、両親とケースワーカーを殺しアパートを燃やす」といきり立った。

†正しい診断で改善

診察室で谷吉さんと初めて会ったとき、彼は通院中のクリニックの紹介状を持参していた。紹介状には、「人格障害」「広汎性発達障害」という診断名が記されていた。紹介状の内容は以下の通りである。

当院には約10年間、外来通院しています。逸脱行動が目立ち、当初、境界性人格障害を疑っていましたが、現在は発達障害と考えています。今回、就労希望がありましたが、他者への批判が強く、コミュニケーション能力に欠けるため、まず作業所を経験してからとアドバイスしましたが、それなら転院させてくれと希望がありました。

谷吉さんは、19歳から現在まで、いくつかの精神科病院やクリニックを転々とし、さまざまな病名がつけられてきた。うつ病、躁うつ病、不安障害、境界性人格障害などである。ある大学病院では、アスペルガー症候群と診断されたが、以上の診断名は、すべて誤診であった。

小児期の経過を聞いてみると、谷吉さんは、児童期より多動傾向がみられ、一方的にしゃべり続けることがよくみられた。ケアレスミスは多かったが、母と祖母が過保護だったので、大きな問題は生じていなかった。

また、谷吉さんは、子供の頃より衝動的な行動が目立ち、気に入らないことがあるとよく物を壊した。また些細なことでいらいらし、興奮することが多かった。友人は多かったが、人付き合いに失敗することがたびたびだった。

このように谷吉さんには、小児期より、多動、衝動性および不注意の症状がみとめられ、このことは明らかに彼がＡＤＨＤであることを示している。谷吉さんの診断をＡＤＨＤと考えると、症状や経過を理解しやすいが、10年以上にわたって、誤った診断のもとに治療されてきたことは、彼にとって重大な不幸であった。

ＡＤＨＤは小児期に特徴的な症状を示す疾患であるが、軽症の場合、あまり目だたないことも多く、また十分な知的能力があれば障害をカバーできることも多い。一方で、ＡＤＨＤ患者は、「人の話をきちんと聞けない」「よく相手の話を理解しないまま、自分の意見ばかり述べる」などの特徴を持つことがよくあり、本来は人なつっこいことが多いにもかかわらず、思春期以降、次第に対人関係がうまくいかなくなる傾向を持っている。

谷吉さんの場合も、このような文脈で考えると理解しやすい。ＡＤＨＤの症状はありながらも、知的レベルは平均以上であった彼は、学生時代まではそれなりに目の前の課題をこなすことが可能であり、苦労はしたが大学卒業まではこぎつけた。

けれども、多くのＡＤＨＤの人が経験することであるが、社会生活は彼にとって大きな負担だった。谷吉さんは何度か仕事についたが、職場における対人関係が常に重荷になった。

ここに2通の谷吉さんの診断書がある。いずれも通院していた精神科クリニックの医師が記載した障害年金の診断書であるが、診断は1通が「境界性人格障害」、もう1通が「躁うつ病」となっている。ADHDが誤診されるケースとして典型的な例であるので、診断書の内容について検討したい。

躁うつ病と診断したクリニックの医師は、障害年金の診断書に次のような記載をしている。

未治療の状態であると、激しいうつ状態で、希死念慮も抱え、精神運動抑制が著しいため、何か月も閉居する。また躁転すると逆に興奮状態となり、易怒的、暴力的となる。現在は、本人にとってストレスの少ない環境を周囲が提供しているため、表面的には安定してみえる。しかしストレス耐性が低く、症状は動揺しやすい。

この記述を見ると、谷吉さんが躁うつ病であることに疑問はないように思える。しかし、一見躁うつ病に見える症状の背後に存在するADHDを見逃したため、何年にもわたり、不安定な状態が持続したのであった。

谷吉さんはADHDと正しく診断されてから、ADHDの治療薬アトモキセチンを12

0mgまで十分量を用いることにより、感情面で見違えるほど安定し、家族とのトラブルもまったくなくなった。さらに、近隣の作業所にも定期的に通院できるようになった。現在は障害者雇用を目指してその準備をしている。

おわりに

数年前のことであるが、発達障害に対する受け止め方、とらえ方という点で、考えさせられた出来事があった。Mさんという女性編集者に、本の企画を売り込みにいったときのことである。売り込みといってもオリジナルの作品ではなく、海外の一般向け書籍の翻訳の件で、それも私自身が翻訳するという話ではなく、先輩の医師から頼まれたものだった。

その出版社は老舗の権威のある会社ではあったが、いくぶん「サヨク」がかった傾向があり、時流からは取り残されて経営危機もささやかれていた（ボーナスが出ていないというウワサもあった）。けれども、社員のプライドは高く、自社の本があまり売れないことを、内心はともかくとして誇りにしているような素振りもみられた。つまり、こんなにいい本を作っても売れないのは、読者の質が劣化しているというのである。

それはともかく、私が交渉していた編集者のMさんは、見た目も中身も、いかにもインテリ女性といった雰囲気の人であった。実際、彼女は、ある有名な国立大学を卒業した「キャリア」の人だった。

だがその一方で、Mさんは、自分が高学歴の「インテリ」であることが嫌なことであり、それを否定するようなところが見受けられ、斜に構えた物言いが多かった。余計な話になるかもしれないが、エリート臭さに後ろめたい気持ちを持っていると、その代償として「サヨク」や「リベラル」に共鳴しやすいのかもしれない。

この数年前、私は、彼女が編集をしていた月刊誌にうつ病と自殺をテーマにした論文を寄稿したことがあった。原稿のやり取りは問題なく進んだが、校了近くになって、Mさんが私の原稿にクレームをつけた。

文章の内容は、日本の自殺問題の現状について述べたものであり、私はその中で、「わが国においては、……」という表現を何度か用いた。この「わが国」という言い方が、彼女の癇にさわったらしい。校正の段階で、Mさんから絶対にこの「わが国」という表現は使ってほしくないと指摘され、いぶかしく思いながらも、別の言葉に言い換えたことを記憶している。Mさんにとっては日本という国の現状は肯定できない、我慢のならないもので、自分がその一員であることさえ認められない、ということのようだった。

検討していた翻訳予定の本は、「発達障害の人は、しばしば特異的な才能を持っている。それは時には、世界を変える力がある」というテーマのもので、何人かの歴史上の発達障害を持つ著名人の生涯が記述されていた。

海外書籍の翻訳は、出版社にとって、あまり実入りのよいものではないらしく、Mさんなりにがんばって交渉してくれたのであったが、最終的には、会社の営業部から「採算がとれない」と言われてこの企画はボツとなった。

ところが、Mさんは一言多かった。出版社のロビーで最終的な話を終えたあと、立ち去ろうとした私を、彼女は引き止めた。

「私なりに努力したけど、本当のことを言うと、今回の企画について、自分としては、もうひとつ力を入れられませんでした。確かに発達障害でかなりの能力を持っている人は、いるとは思います。ただそれはごく一部で、大部分の人たちは障害や社会的な差別に苦しんでいます。だから、この本のように、発達障害には隠れた能力があると主張することは、多くの当事者や家族の気持ちを逆なですると思います」

Mさんなりの韜晦の言葉であったのかもしれない。こう否定的に言われて、その場では私なりに反論したように思うが、何を話したかは覚えていない。さらにMさんは、当事者の母親が書いたという薄いブックレットを私に差し出した。

「この本には、母親である著者が社会の偏見や差別の中で、苦労して『ややこしい』発達障害の子供を育てた経験が述べられています。別のお母さんの言葉として、『エジソンがＡＤＨＤだのって、夢を無責任にもたせないでほしい』という発言もありました」

Ｍさんの言葉には一面の真実が含まれていたのかもしれないが、あらためて考えてみれば、やはり「一面的」なのである。発達障害における「障害」は他の精神疾患の場合のように、「静的」なものではないし、単純な「ハンデ」でもない。診断基準においては、「発達障害」は、「うつ病」や「不安障害」と同列に並べられているけれども、実は他の疾患とはまったく異なるものである。

このエピソードからかなりの年月が過ぎ、その間、私は数多くの発達障害の人たちと出会い、彼らの人生と交錯し関与もした。そのことは彼らにプラスに働いたこともあるかもしれないが、役にはたたなかったケースもあったかもしれない。

そうした中で私自身が認識したことは、ＡＤＨＤを含む発達障害と呼ばれる人たちは、障害に関連する「症状」があっても、社会の中で輝くことのできるさまざまな「能力」や「素質」を兼ね備えていることであった。Ｍさんの言うように、今の日本社会や日本人に

「問題」が存在することは確かであるが、まず本人や家族が自身の「力」や「可能性」に気がつくことがなにより重要なことなのである。Mさんのようなとらえ方は、発達障害を「障害」として固定させてしまうのだ。

烏山病院においてADHDの専門外来を始めてから2年あまりになる。本文で記載したように、成人の発達障害といえば、これまでアスペルガー症候群などのASD（自閉症スペクトラム障害）が注目されてきたが、大人のADHDに関する医療的、社会的な課題は、ASDに対するものと同等かそれ以上に複雑であるとともに、手つかずな側面が多い。

興味深い点は、ADHDの専門外来を受診する成人患者の9割あまりがADHDと診断できる点である。彼らは、自分の状態を正しく認識しているのである。一方、ASDを主な対象としたアスペルガー外来においては、ASDという診断は3〜4割程度で、ADHDの頻度も高く、診断のつかない正常範囲の人も少なくない。

かつてMBD（微細脳機能障害）が原因とされたADHDは、最近になり、疾患の概念そのものが大きく変わりつつある。診断基準に基づく有病率はかなりの高率であるが、必ずしも医療を必要としない人も多い。この点については、従来のうつ病や統合失調症などの「精神疾患」と異なっている。

ＡＳＤとの比較で言えば、いわゆる「天才タイプ」がＡＳＤで出現することが多いのに対し、ＡＤＨＤの著名人は多くない。ネット上にＡＤＨＤとして名前のあがっている人の大部分は誤診である。

一方で、現実世界において、ＡＤＨＤは、発達障害に分類される「疾患」という枠組みを超えた重要な役割を担っている。どういうことかと言えば、ＡＤＨＤは「トリックスター」の役割をはたしているからである。

トリックスターとは、元々文化人類学の用語であり、山口昌男氏がキーワードとして用いていた。トリックスターは本来「道化」という意味であるが、転じて、俗なる世界と聖なる彼方をつなぐもの、あるいは、この世界の秩序を一瞬にして変化させる心理的な「装置」を意味するようになった。

深層心理学の立場から、Ｃ・Ｇ・ユングは、トリックスターを彼の定義した「元型」の一つであると定義している。トリックスターは、現実世界の支配者である「王」の前で道化を演じるが、現世の秩序を否定しても罰せられることはない。それどころか、道化の言動は多くの人々の先駆けとなり、秩序の逆転を起こすこともある。

実際の世界でも、沈滞した閉塞状況を打ち破るのは、ＡＤＨＤの気質をそなえたトリックスター達である。彼らはためらわずに決断し突進を繰り返すのであるが、その過剰な試みは、新しい活路を切り開く契機になる。本書がＡＤＨＤの人たちとその家族に対して、少しでも役にたつことを願ってやまない。

本書の執筆にあたっては、筑摩書房編集部の河内卓氏にお世話になりました。ここに感謝の意を捧げます。また、ＡＤＨＤの診療に際して出会った患者さんたち、ご家族、スタッフの皆さんにも深く感謝いたします。

２０１５年６月

岩波　明

参考文献

岩波明『発達障害と生きる――どうしても「うまくいかない」人たち』講談社、二〇一四年
ウタ・フリス『ウタ・フリスの自閉症入門――その世界を理解するために』神尾陽子監訳、華園力訳、中央法規出版、二〇一二年
エドワード・M・ハロウェル、ジョン・J・レイティー『へんてこな贈り物――誤解されやすいあなたに――注意欠陥・多動性障害とのつきあい方』司馬理英子訳、インターメディカル、一九九八年
齊藤万比古／渡部京太編『注意欠如・多動性障害―ADHD―の診断・治療ガイドライン』じほう、二〇〇八年
樋口輝彦／齊藤万比古監修『成人期ADHD診療ガイドブック』じほう、二〇一三年
本田秀夫『子どもから大人への発達精神医学――自閉症スペクトラム・ADHD・知的障害の基礎と実践』金剛出版、二〇一三年
ラッセル・ラムゼイ／アンソニー・ロスタイン『成人のADHDに対する認知行動療法』武田俊信／坂野雄二監訳、金澤潤一郎訳、金剛出版、二〇一二年
ローナ・ウィング編『早期小児自閉症』久保紘章／井上哲雄監訳、星和書店、一九八〇年

ロバート・J・レズニック『成人のADHD――臨床ガイドブック』大賀健太郎／霜山孝子監訳、紅葉誠一訳、東京書籍、二〇〇三年
P・H・ウェンダー『成人期のADHD――病理と治療』福島章／延与和子訳、新曜社、二〇〇二年
S・A・サフレン他『大人のADHDの認知行動療法』坂野雄二監訳、二〇一一年、日本評論社
『カプラン臨床精神医学テキスト――DSM-Ⅳ-TR診断基準の臨床への展開』井上令一／四宮滋子監訳、メディカル・サイエンス・インターナショナル、二〇〇四年
『DSM-Ⅳ　精神疾患の診断・統計マニュアル』高橋三郎／大野裕／染矢俊幸訳、医学書院、一九九六年
『DSM-5　精神疾患の診断・統計マニュアル』高橋三郎／大野裕監訳、染矢俊幸他訳、医学書院、二〇一四年
『ICD-10　精神および行動の障害――臨床記述と診断ガイドライン』融道男他監訳、医学書院、二〇〇五年

ちくま新書
1134

大人《おとな》のADHD
——もっとも身《み》近《ぢか》な発達障害《はったつしょうがい》

二〇一五年七月一〇日 第一刷発行
二〇二五年六月二五日 第五刷発行

著者 岩波明（いわなみ・あきら）

発行者 増田健史

発行所 株式会社 筑摩書房
東京都台東区蔵前二-五-三 郵便番号一一一-八七五五
電話番号〇三-五六八七-二六〇一（代表）

装幀者 間村俊一

印刷・製本 三松堂印刷 株式会社

ISBN978-4-480-06841-5 C0211

ちくま新書

1053
自閉症スペクトラムとは何か
――ひとの「関わり」の謎に挑む
千住淳
他者や社会との「関わり」に困難さを抱える自閉症。その原因は何か。その障壁とはどのようなものか。診断・遺伝・発達などの視点から、脳科学者が明晰に説く。

361
統合失調症
――精神分裂病を解く
森山公夫
精神分裂病の見方が大きく変わり名称も変わった。発病に至る経緯を解明し、心・身体・社会という統合的視点から、「治らない病」という既存の概念を解体する。

677
解離性障害
――「うしろに誰かいる」の精神病理
柴山雅俊
「うしろに誰かいる」という感覚を訴える人たちがいる。高じると自傷行為や自殺を図ったり、多重人格が発症することもある。昨今の解離の症状と治療を解説する。

762
双極性障害
――躁うつ病への対処と治療
加藤忠史
精神障害の中でも再発性が高いもの、それが双極性障害（躁うつ病）である。患者本人と周囲の人のために、この病気の全体像と対処法を詳しく語り下ろす。

668
気まぐれ「うつ」病
――誤解される非定型うつ病
貝谷久宣
夕方からの抑うつ気分、物事への過敏な反応、過食、過眠……。今、こうした特徴をもつ「非定型うつ病」が増えつつある。本書はその症例や治療法を解説する一冊。

339
「わかる」とはどういうことか
――認識の脳科学
山鳥重
人はどんなときに「あ、わかった」「わけがわからない」などと感じるのか。そのとき脳では何が起こっているのだろう。認識と思考の仕組みを説き明す刺激的な試み。

1077
記憶力の正体
――人はなぜ忘れるのか？
高橋雅延
物忘れをなくしたい。嫌な思い出を忘れたい。本当に記憶を操作することはできるのか？　多くの人を魅了する記憶力の不思議を、実験や体験をもとに解説する。